U0217474

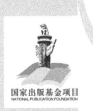

国家出版基金项目
NATIONAL PUBLICATION FOUNDATION

1949

1979

新 中 国

地 方 中 草 药

文 献 研 究

（1949—1979年）

『十三五』国家重点出版物出版规划项目

国家出版基金资助项目

土单验方卷 3 （中）

张瑞贤　张　卫

刘更生　蒋力生

主编

SPM

南方出版传媒　广东科技出版社

北京科学技术出版社

目　录

新疆中草药单方验方选编（第一集）

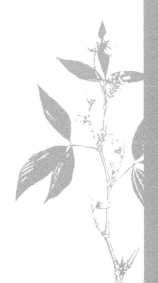

提　要

新疆维吾尔自治区中草药新医疗法展览会编。

1970年10月出版。64开本。共50页，其中编者的话、目录共5页，正文44页，插页1页。平装本。

在新疆维吾尔自治区中草药新医疗法展览会筹展期间，各地送来了大量单方、验方、秘方，编者从中选出69个，并汇编出版，供广大医务人员、"赤脚医生"和人民群众学习参考。

本书分战伤外科、内科、外科、皮肤科、妇科、五官科、其他共7部分，涉及疾病40种。每种疾病下有处方若干，每方包括方名、处方（组成）、制法、用途、用法、动物试验或临床观察、典型病例等项。每个方剂下都有选送单位，以标明出处。从出处来看，书中所载处方多为医疗单位选送，包括一些基层机构如公社卫生院等。有些方剂应用维药，疗效颇佳。例如，"达日克止血粉。处方：达日克花。制法：研细末。用途：外伤出血。用法：外敷。动物试验：用剪刀剪去家兔左耳末端2公分，立即敷上药粉，2分钟止血。（博乐县胜利公社卫生院）"。虽然动物试验方法简单，但处方疗效似乎十分显著，有深入发掘的价值。

本书药物计量单位采用旧市制，即1斤等于16两。

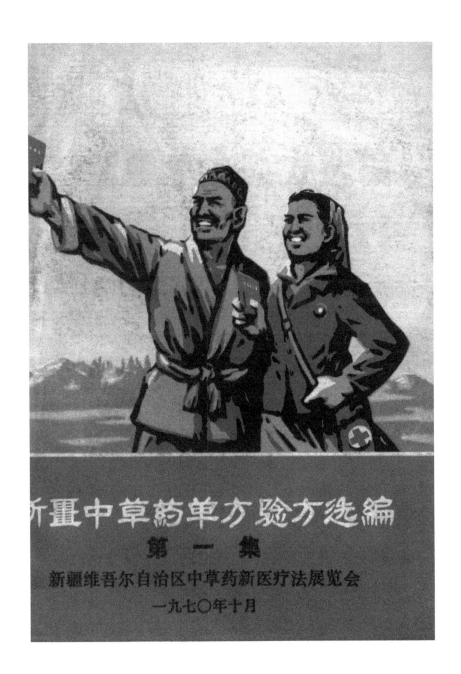

新疆中草药单方验方选编

第 一 集

新疆维吾尔自治区中草药新医疗法展览会

一九七〇年十月

目　　录

1949

新 中 国
地 方 中 草 药
文 献 研 究
(1949—1979年)

1979

· 白 页 ·

战 伤 外 科

跌打损伤

（一）战斗接骨粉

处方：红茜草10克　曼陀罗子15克
沙枣胶23克　硫酸镁30克　明矾10克

制法：混和粉碎，每10克粉末加一个
蛋清拌成糊状。

用途：各种闭合性骨折、肌腱扭伤。

用法：外敷。

临床观察：尺桡骨骨折20人，肱骨骨
折1人，胫腓骨骨折2人，股骨骨折3人，
重者月余愈，轻者即能参加劳动。

（于田县人民医院）

（二）接骨方

1

1949

新 中 国
地方中草药
文 献 研 究
(1949—1979年)

1979

处方：炙马前子一钱半　乳香五钱
没药五钱　土元三个　血竭三钱　西红花
三钱　当归三钱　冰片一钱　自然铜五钱
黄瓜子四钱　木香五分　川军三钱　川断
三钱　虎骨二钱　三七三钱　龙骨五钱
五加皮四钱　骨碎补五钱

制法：共研细末。

用途：各种骨折。

用法：每服四钱，一日二次，黄酒送
下。

（乌苏林场）

外伤出血

（一）五号止血粉

处方：当归片一份　沙枣树皮三份

制法：取干净的沙枣树皮与当归片混
和粉碎，过120孔罗，然后高压消毒。

用途：外伤出血。

2

用法：敷患处。

动物试验：纵切狗的股动脉0.2公分，喷射20厘米高，立即敷上止血粉，加压一分钟止血。

（喀什专区第一人民医院）

（二）达日克止血粉

处方：达日克花

制法：研细末。

用途：外伤出血。

用法：外敷。

动物试验：用剪刀剪去家兔左耳末端2公分，立即敷上药粉，2分钟止血。

（博乐县胜利公社卫生院）

烧伤、烫伤

（一）烧伤五号

处方：明矾　五倍子等量　芝蔴油适量

3

1949

新　中　国
地 方 中 草 药
文 献 研 究
(1949—1979年)

1979

制法：将明矾、五倍子研成细末，与芝蔴油调成糊状。

用途：各种烧伤。

用法：涂于患处。

临床观察：二十二例烧伤病人，其中大部分有三度烧伤，均在一月左右治愈。

（兵团农七师医院）

（二）烧伤一号

处方：炒大黄　蛋清适量

制法：将大黄粉碎过筛与蛋清和匀。

用途：烫火伤。

用法：涂敷患处。

临床观察：二十九例一、二度烧伤病人接受此药治疗后，均在一月内痊愈。

（兵团农七师医院）

（三）紫茄油

处方：紫草三钱　茄杆一钱半　植物

油100毫升

制法：将上药置于容器内加热至100度左右，维持20分钟。然后取下静置24小时，用纱布过滤，并轻压残渣，收集滤液于无菌的有色瓶内保存。

用途：冻伤、烧伤、湿疹。

用法：涂于患处。

①用于烧伤，在上药中加入 0.25—0.5％黄连素粉效果更好。

②用于湿疹，另加10％氧化锌，每日涂1—2次。

（南疆军区后勤部卫生处）

（四）紫石乳剂

处方：25％紫草油50毫升　石灰水澄清液50毫升

制法：混和振盪均匀即成。

用途：烧伤、烫伤。

5

1949
新 中 国
地方中草药
文 献 研 究
(1949—1979年)
1979

用法：油纱布外敷。

（和田红医村）

（五）烫伤膏一号

处方：澄清的石灰水　植物油（蓖麻油为佳）等分

制法：混合搅拌成乳白色软膏状即成。

用途：烫伤。

用法：敷于患处，每日1—2次。

典型病例：患儿马××，项、背、臀部广泛烫伤，剧痛，大部分水泡已破溃，经用此药，一次即止痛，二次后渗出液显著减少，五次结痂愈合，共住院半月。

（南疆军区后勤部卫生处）

内　科

流感、流脑

6

（一）感冒方

处方：苍耳草200克　莴苣根200克
桑枝300克　西河柳200克　木贼100克

制法：加水3000毫升煎至1000毫升。

用途：感冒发烧、遍身酸痛。

用法：一日三次，成人每次30—50毫升。

（兵团农一师三团卫生队）

（二）预防流感、流脑方

处方：桑叶1公斤　芫荽1公斤　薄荷200克　大蒜500克

制法：加水4000毫升煎煮。

用法：流行期间，每日服药四次，每次200毫升。

（于田红旗制药厂）

痢　疾

（一）抗痢二号胶囊

7

1949
新 中 国
地 方 中 草 药
文 献 研 究
(1949—1979年)
1979

处方：苦豆子全草

制法：采鲜苦豆子全草切断，每公斤加2000—3000毫升水煎煮二小时，过滤，再加水煎煮1—1.5小时过滤。将二次滤液加热浓缩至100毫升。另取苦豆子叶洗净晒干，与上药液混合，待药汁吸尽，干燥粉碎过筛，装入胶囊。每粒0.5克或制成浓缩煎剂，每四公斤煎成1000毫升，加入防腐剂。

用途：细菌性痢疾、阿米巴痢疾、肠炎。

用法：成人每服一克，每日3—4次；浓汁每服2毫升，每日3—4次，开水送下。

临床观察：据初步统计，治愈率达90%以上。

（兵团农六师医院）

8

（二）痢疾方

处方：旱连草四两　糖一两（白痢用红糖，赤痢用白糖，赤白痢用红白糖。）

用法：水煎服。

（阿克苏）

（三）菌痢方

处方：小蓟根皮三钱　一枝蒿三钱　木香三钱　山薄荷二钱

用法：水煎服，一日二次。

临床观察：在菌痢流行地区普遍使用，一般用药后 1—2 天即可治愈。

（阜康县白杨河公社西沟大队）

腮腺炎

（一）腮腺炎方

处方：蚯蚓七条　白糖一撮

制法：将蚯蚓洗净置于碗内，撒上白糖，一小时后，蚯蚓化为水。

9

1949

新 中 国
地 方 中 草 药
文 献 研 究
(1949—1979年)

1979

用法：涂敷患处，一日1－2次或多次。

临床观察：治疗20余例，一般用药后1－3天消肿，一天退热。

（南疆军区后勤部卫生处）

（二）腮腺炎方

处方：马勃三钱　银花三钱　连翘三钱　牛子三钱　射干三钱　葛根四钱　苍耳子三钱

用法：水煎服，每日一付。

外用二味拔毒散：明矾、雄黄各等分，研细末，醋调，敷患处。

（南疆军区后勤部卫生处）

肝　炎

（一）二〇一二丸

处方：茵陈　甘草各一两　栀子　柴胡各八两　板兰根一两半　大枣十个

10

制法： 将上药研面和蜜为丸，每丸三钱。

用途： 急、慢性肝炎。

用法： 每日二次，每次一丸，开水送下。

临床观察： 治疗多例住院病人，一般服药后十天左右，症状有明显改善，40余例门诊病人，用药一星期症状全部消失。

（兵团农七师医院）

（二）柳树疗法

处方： 一寸长以内嫩柳枝二两

制法： 加水1000毫升，煎至200毫升。

用途： 急、慢性肝炎。

用法： 每日一付，分二次服。

典型病例： 一患者得急性黄胆型传染性肝炎，治疗前肝功：黄胆指数27，凡登白试验直接卄，间接卅，胆红质2.7毫克％，

11

1949

新　中　国
地方中草药
文　献　研　究
(1949—1979年)

1979

麝浊7，锌浊4，脑絮卅，谷丙转氨酶1344单位，经一个月治疗后肝功情况：黄胆指数5，凡登白试验正常，麝浊5，锌浊5，脑絮⊖，谷丙转氨酶120单位。

（南疆军区后勤部卫生处）

胃　痛

（一）胃痛方

处方：白屈荣一錢　贝母三錢　一枝蒿三錢　山薄荷一錢　木香一錢　莨菪根一分

用法：水煎内服，一日二次。

用途：一般胃痛、胃及十二指肠溃疡疼痛。

（阜康县白杨河公社西沟大队）

（二）胃痛方

处方：胡桐树树脂

制法：将原料打碎，放入盆内，加等

12

量水，加热使其溶化，用四层纱布过滤，收集滤液，沉淀24小时，急火煎熬，切勿搅拌，至水分蒸发完即成深褐色固体，若底层炭化过重，则去掉不用。最后碾成细末装瓶内密封备用。

用途： 胃及十二指肠溃疡和一般胃痛。

用法： 10％梧桐碱液，成人每次10毫升；粉剂每次一克，一日两次，饭后服，七日为一疗程。

临床观察： 门诊54例患者，其中19例是胃及十二指肠溃疡，治疗一周后，7例痊愈，显著减轻10例，减轻一例，无效一例。

治疗一般胃痛者35例，治愈20例，显著减轻9例，减轻6例。

（兵团农一师工二团）

13

1949

新 中 国
地 方 中 草 药
文 献 研 究
(1949—1979年)

1979

风湿性关节炎

（一）风湿骨痛药水

处方： 马蔺根100克　苍耳草根100克
糖50克

制法： 加水二公斤，煮成一公斤。

用途： 风湿性关节炎。

用法： 一天三次，每 次 服 70—80 毫
升。

（沙雅县古力巴克公社卫生院）

（二）抗寒草菓方

处方： 抗寒草鲜根皮（或叶）四份
鲜菓一份

制法： 将上药混合制成糊状备用。

用途： 关节炎、类风湿性关节炎。

用法： 用纱布垫在患部，将药涂上，
厚度为 0.5—1 公分。 约 3 分钟局部出现
骚痒， 7 — 8 分钟出现灼热，15分钟后由

14

灼热变灼痛，一般敷药25—30分钟，病人自觉灼痛难忍，即刻取下敷药。

临床观察：治疗38例，疗效达90％以上。

（南疆军区后勤部卫生处）

顽固性头痛

头痛散

处方： 刺糖2克　骆驼蓬草1克　骆驼蹄草2克

制法： 共研粉末。

用法： 日服三次，每次1—3克。

（和田　　　　　）

肺结核

（一）内服止血粉

处方： 小蓟60克　红桑子30克　白哥那依10克　石榴果皮20克

制法： 利用新鲜药加水1000毫升，煎

15

1949

新 中 国
地 方 中 草 药
文 献 研 究
(1949—1979年)

1979

至500毫升。

用途：肺结核咯血。

用法：上药为一天量，分二次服完。

（于田地区）

（二）肺结核盗汗方

处方：五倍子五份　朱砂一份

制法：分别研细混和。

用法：用凉开水调成糊状，敷于脐窝中，上盖纱布，用胶布固定，次日去掉。一般连用二次见效。

备注：脐部有破损者不用，以防感染。

（墨玉县人民医院）

高血压

降压散

处方：车前草　龙葵　木贼各等分

制法：共研细末。

16

用法：日服三次，每次1—3克。

（和田▇▇▇）

睾丸炎

（一）急性睾丸炎方

处方：黑胡椒10粒　花椒2粒（最好是小茴香3—4粒）面粉一撮　75％酒精3—4滴　水适量

制法：先将二椒研细，然后混合调成糊状。

用法：外敷患处，一日一次。

临床观察：治疗4例（其中3例是腮腺炎并发症）均一次止痛消肿。

（南疆军区后勤部卫生处）

（二）慢性睾丸炎方

处方：玫瑰花油

用法：外搽患部，一日二次。

（和田专区▇▇▇）

17

1949
新　中　国
地方中草药
文　献　研　究
(1949—1979年)
1979

急性肾炎

　　处方： 益母草四两

　　制法： 加水1500—2000毫升，煎至900毫升。

　　用法： 上药为一日剂量，分三次服用。

　　　　　　　　　　（呼图壁县　　　　）

外　　科

颈淋巴结核

　　（一）三奇散

　　处方： 公丁香　母丁香　穿山甲各等分

　　制法： 研细末。

　　用途： 治颈淋巴结核。

　　用法： 每服3—6錢，裹入蛋卷内送

　　18

服，隔日一次，小儿减半。七日一个疗程，间隔10—15天服第二个疗程。破溃者忌服。

典型病例：贫农社员×××，两侧颈部均有互相融合大小不等之淋巴结数十个，病已四年余，经用上药治疗二个疗程后，只剩下指头大三个。

（南疆军区后勤部卫生处）

（二）淋巴结核方

处方：蜂房 200 克　动物胆一个　大蒜30克

制法：研细末。

用法：外敷患处。

临床观察：治疗一例即愈。

（于田地区）

（三）淋巴结核方

处方：鲜核桃树嫩枝　鲜大蓟等分适

1949

新 中 国
地方中草药
文 献 研 究
(1949—1979年)

1979

量

　　用法：煎水当茶饮。另煮马齿苋当菜吃。

　　临床观察：一般十数次即愈。

　　典型病例：李××、回族、成年，患颈淋巴结核，经治疗不到十日病愈。

　　　　　　　　　　　（和田专区医院）

痔　疮

　　处方：野牵牛花

　　用途：内外痔出血。

　　用法：将药捣烂敷患处。

　　临床观察：治疗三例，用药一次见效。

　　典型病例：患者、男、45岁，患混合痔两年，一年多来加重，每便必流血，血量逐渐增加，久致轻度贫血，使用上方一次止血。

　　　　　　　　　　　（和田县红医村）

20

疮疡肿毒

（一）消肿散

处方： 石韦六两　海螵蛸四两　朱砂一两　煅石羔二两（童便浸）　益母草四两　黑胡椒一两

制法： 共研细末。

用途： 治疗各种已溃或未溃的疮疡肿毒。

用法： 将药粉撒于患部，外贴膏药固定。

典型病例： 患者刘××、男、二十一岁。颈部患痈，疼痛异常，使用上药，二次而愈。

（南疆军区后勤部卫生处）

（二）溃疡方

处方： 鲜马齿苋　鲜龙葵各适量

制法： 混合捣成泥状。

21

1949

新 中 国
地 方 中 草 药
文 献 研 究
(1949—1979年)

1979

用法：敷患处，每日一次。

典型病例：魏××、女、汉族，左脚溃疡流脓流黄水六年，不能行走，经用抗菌素无效。用上法治疗2—3次，并内服牛黄清心丸12粒（日服二丸）病巳愈80％。

（和田专区医院）

（三）无名肿毒方

处方：葱白　蜂蜜（或白糖）

制法：将二味药捣烂如泥。

用途：指头炎、无名肿毒。

临床观察：早期有效，治疗八例，均用药一次即愈。

（洛浦县人民医院）

脚汗多

处方：白矾　干姜各等份

制法：加水煎。

用法：泡洗双足，每晚一次。

22

临床观察：共治二例，均在用药后 3—5 次即可止住脚汗，观察一年均未见复发。

（南疆军区后勤部卫生处）

小儿脱肛

处方：去渣猪油适量　蒲黄粉一两

制法：蒲黄粉加猪油适量搅拌成糊状。

用法：外敷患处。

典型病例：×××患儿脱肛，用药三日后即回缩未见复发。

（阿克苏专区政工文卫组）

扭　伤

处方：料浆石

用法：将原料打碎置水中煮沸，待温后浸洗患部。

（塔城专区）

23

1949

新 中 国
地 方 中 草 药
文 献 研 究
(1949—1979年)

1979

皮 肤 科

湿 疹

处方： 槐树叶　好陈醋各若干

制法： 先将槐树叶捣烂，放在容器中，然后倾入陈醋，以高过槐树叶一指许为度，经48小时滤出浸出液。

用法： 擦患处。

用药反应： 用药后起红晕极痒，逐日用药，反应由轻变重，然后再由重变轻，直至反应消失。

典型病例： 高×、男、4岁，两小腿患湿疹近两年，经用各种药物治疗不愈。接受此药治疗后，不到一月痊愈，至今一年余，随访未曾复发。

（南疆军区后勤部卫生处）

24

黄水疮

处方： 蜂房七錢　白矾九錢　五倍子
三錢　寒水石三錢　黄连五錢

制法： 先将白矾研细放入蜂房內，再
放置铁鍋中，用文火焙至白矾失掉水分，
然后与其他药共研极细备用。

用途： 黄水疮及其他湿疹。

用法： 先用浓茶水洗淨患处，然后用
蒸馏水调药末外敷。

临床观察： 有二例病人经治疗后一天
左右即痊愈。

（洛浦县人民医院）

过敏性皮炎

处方： 甘草一两

用法： 加水煎煮2－3小时，洗患
处，每日一次。

临床观察： 治疗三例，4－6次而

25

1949

新 中 国
地 方 中 草 药
文 献 研 究
(1949—1979年)

1979

愈。

（阿克苏）

牛皮癣

　　处方： 生韭荣　生大蒜各一两

　　用法： 捣烂烘热，擦患处，每日一次。

　　临床观察： 治疗一例，擦五次而愈。

（阿克苏）

梅　毒

　　（一）溃疡性梅毒

　　处方： 甘汞一两　丁香一两　黑胡椒一两

　　制法： 共研细末，制丸如包谷米大小。

　　用法： 每日二次，每次二丸，开水送服。

（和田民族医）

　　（二）梅毒方

　　处方： 大枣　地锦草　西瓜子　黄瓜

26

子

用法：煎水內服。

备注：原方未注明用量，仅供参考。

（和田民族医）

骚　痒

处方：地锦草一两（干者五錢）

用途：皮肤骚痒症。

用法：水煎內服和外洗患处。

临床观察：治疗7—8例均1—2次愈。

典型病例：艾哈买提、男、41岁、维族，患蕁麻疹二十余日，全身奇痒，夜不能眠，服药后二小时止痒。

（和田红医村）

头　癣

处方：六六六粉（医用的或农用的均可）36％　硫磺4％　废机油60％

27

1949

新 中 国
地 方 中 草 药
文 献 研 究
(1949—1979年)

1979

制法：混合搅拌成糊状即可。

用途：治疗头癣。

用法：涂头癣部，每日或间日一次。

临床观察：100％的病例均有效。一般在涂药2—3次后即可看到明显疗效，6—7次后即可痊愈。

注意事项：涂药后一般无不适，少数发癣糜烂的患者，局部有烧灼或疼痛感，数小时后即可减轻或消失，不需进行特殊处理。

患者的帽子、头巾及枕巾等用蒸气或煮沸消毒，以防再感染。

用药前最好将头发剃光。

神经性皮炎

处方：当年核桃树枝二两　0.5％普鲁卡因200毫升

制法：将核桃树枝洗净，用蒸馏水

28

1000毫升煎成300毫升过滤，滤液中加入0.5%普鲁卡因200毫升分装成10小瓶，消毒30分钟。

用法： 在病变的基底部注射，一日一次，用量随病灶大小而定。

临床观察： 近期疗效达100%。

（筑指医院）

妇 科

节制生育

（一）绝育丸

处方： 鱼燕

制法： 取鱼燕肠子一具，焙干，研成粉末。

用途： 绝育。

用法： 月经前后，用开水冲服，一次

1949

新　中　国
地方中草药
文　献　研　究
(1949—1979年)

1979

服完。

（和田专区医院）

（二）避孕丸

处方：蓖麻子十粒　红姑娘子十个

制法：将蓖麻子去外壳，与红姑娘子的干果实一起捣碎，制成十个药丸，用锡鉑纸包好待用。

用途：避孕。

用法：经前经后每服一丸，连服三个月可避孕一年。

临床观察：72人服药，经一年观察，有19人怀孕，有效率占74%。在试用中发现一般均有轻度腹泻、恶心、呕吐，其中三例出现过敏症状，但很快消失。

（喀什妇幼保健站）

（三）节育丸

处方：胆南星三錢　益母草三錢　滑

30

石三錢

制法：共研细末，炼蜜为丸，每丸重三錢。

用法：经后分三次服用，温开水送下，如素有腰疼者，在处方中加入冬虫夏草三錢，连服三个月。

（乌鲁木齐市中医院）

（四）避孕方

处方：大麻枝尖一两　綠皮鸭蛋两个

用法：加水煎煮吃蛋。

临床观察：曾用过一例，已 4 — 5 年未孕。

（和田专区）

（五）避孕方

处方：蚕子纸（出蚕后的膜壳）

制法：蚕子纸0.5—1平方市尺，用

31

1949

新 中 国
地 方 中 草 药
文 献 研 究
(1949—1979年)

1979

酒湿润，次日置铁鍋內用文火焙黄，取出研末即成。

用法：产后二十天，用开水送下。

临床观察：经四十六名妇女服用，除个别因纸烤焦失效外，其余避孕时间均达三个月至六年不等。

（和田专区　　　）

痛　经

（一）红旗三花散

处方：红花1克　桃花1克　月季花1克　桃仁1克　小茴香1克

制法：共研细末。

用途：治疗闭经、痛经。

用法：上药为一次剂量，开水送下，一日二次。

（于田地区）

（二）调经药水

32

处方：卡阿特子2公斤　红桑椹2公斤　小茴香200克　司牙旦200克

制法：取药加水5公斤煎成1.5公斤。

用途：月经不调。

用法：一日三次，每次30毫升。

临床观察：××××闭经9月，腹内有肿物，经服此药500毫升后，有120毫升大小血块流出，现病愈，已参加劳动。

（沙雅县）

（三）通经方

处方：茴香子200克　家黑种子草子100克　卡阿提子50克

制法：加水4公斤煎成1公斤。

用途：月经不调。

用法：一日三次，一次40—50毫升。

临床观察：社员吐拉汗停经三年，服药300毫升已好。社员买苏代姆闭经三年，

33

1949
新　中　国
地方中草药
文　献　研　究
(1949—1979年)
1979

服药300毫升巳好。社员阿依提汗闭经八个月，腹部有一肿物，服此药三次，流下一血块病愈。

（沙雅县古力巴克公社卫生院）

急性乳腺炎

处方：鹿角粉

用法：一日二次，每次0.5克。

临床观察：治疗32例，一般于服药后2—3天红肿消退而愈。

典型病例：杨××患急性乳腺炎经用青霉素、磺胺治疗无效，乳房红肿继续扩大，逐渐化脓，后做手术引流未尽，接受鹿角粉治疗一周后病愈。

（石河子八一糖厂卫生所）

带　下

处方：马齿苋三钱　蒲公英三钱　石榴皮二钱

34

制法：上药研末过筛，分装成三包。

用途：妇女白带。

用法：一天服一包，一包分三次冲服。并煎汤洗外阴部。

临床观察：治疗52人均愈。

（于田红旗制药厂）

滴虫性阴道炎

处方：苦参五钱　花椒一钱　雄黄三钱　硫磺三钱　白矾三钱　蛇床子五钱

制法：每剂加水2000毫升，煎至1500毫升。

用法：先熏后洗，每晚一次（此剂可连用5—6次）。

临床观察：共治三例，均用药一次即愈。

典型病例：杨××、女、成人，患阴道滴虫病四年余，经各种治疗无效，用此法

35

1949
新 中 国
地 方 中 草 药
文 献 研 究
(1949—1979年)
1979

治疗一次即愈。

（南疆军区后勤部卫生处）

子宫脱垂

治疗方法：1—2度子宫脱垂用外治法：消毒阴道，将子宫复位，用纱布包明矾粉5克左右，塞入阴道深处（子宫颈外），再以直径3—5公分大小的纱布球塞入阴道托扶即可。隔日换药一次，4—6次即愈。

3度子宫脱垂用注射法：先将阴道、子宫消毒，再用8％明矾注射液20毫升加2％奴夫卡因4毫升，分别注入两侧子宫阔韧带外三分之一处。注射时，一手持封闭长针头以掌握刺入方向，另一手轻摸针头以便掌握刺入部位，当针头准确刺入子宫阔韧带根部后即可推药，边推药边出针，一侧注射完后，再用同样方法注射另一侧。然后，将子宫送入阴道，用纱布球抒扶，隔日换纱布球一次，经治疗24例病人，均注射一次即愈。

配合疗法：治疗完毕后，当即给予针刺，以后每次换药时针刺，取穴：足三里　三阴交　维胞透子宫、曲骨

反应和处理：注射后一般无不良反应，少数病例有以下反应：

1.恶心、呕吐、寒战。休息片刻即可消失，若无效，可服冬眠灵或注射肾上腺素。

2.下腹坠痛，排尿不畅感。注射后均有此反应，特别是子宫颈糜烂患者腹痛更甚，并伴有发烧。可用针刺或服冬眠灵、索米痛，发烧者用磺胺治疗。

注意事项：

1.治疗期间禁房事。

37

1949

新 中 国
地 方 中 草 药
文 献 研 究
(1949—1979年)

1979

2.切勿注入血管、膀胱（因药能使组织变硬、收缩）。

3.扎明矾粉药包和扎托扶子宫纱布球的细绳，要露在阴道外边。

4.治疗中，3度子宫脱垂需休息一周；1—2度脱垂可参加轻微劳动。

典型病例：买依尼沙依提、女、40岁。患3度子宫脱垂一年余，注射明矾液一次，子宫当即回缩。注射后腹痛，经针刺，服索米痛后消失。近期观察未脱出。

（南疆军区后勤部卫生处）

五 官 科

中耳炎

处方：蚕茧　白矾　陈麻

制法：将白矾研碎填入已破或剪开去蛹之茧内，茧外缠以数根陈麻，随后放入铁锅内炒至熔化干涸，取出研末备用。

用途：化脓性中耳炎。

用法：除去耳道内之分泌物（不需冲洗）将药物吹入耳内，不要填满外耳道。每日二次，3—4日即愈。

典型病例：田××、六岁，三岁时，右耳流脓水，虽经多次治疗，仍反复发作，接受上药治疗数次即愈。

（南疆军区后勤部卫生处）

牙　痛

（一）牙痛水

处方：葵花根 1 公斤　黑蜜蜂10个青蒿 1 公斤　花椒100克　土盐50克

制法：取药加水6000毫升熬成1000毫升。

39

1949

新　中　国
地 方 中 草 药
文　献　研　究
(1949—1979年)

1979

用途：各种牙痛。

用法：含嗽。立刻止痛。

（沙雅县）

（二）拔牙验方

处方：白马尾适量

制法：将白马尾置于铁锅内炒存性，研成细粉。

用法：用毛笔浸湿沾上马尾粉涂于患牙牙龈上，约3—5分钟，患牙有麻感，牙龈见萎缩。用齿龈分离器分离齿龈，再用牙钳拔出患牙，将碘酒棉球塞住牙孔，20—30分钟后去掉棉球即可。

注意事项：必须询问病人，选准患牙，药粉别涂在好牙上。

（兵团农八师一四四团）

（三）牙痛方

处方：苍耳子一钱半　鸡蛋一个

40

制法：剥去苍耳子外皮，焙黄研末（禁铁器）与鸡蛋和均，炒熟食之（不放油、盐）。

用途：各种牙痛（龋齿、牙髓炎、冠周炎等）。

用法：每日一次（或一日服三次）连服三剂。

临床观察：共治40例，服一次即止痛，三次即痊愈，可数月至数年不再复发。

（南疆军区后勤部卫生处）

（四）牙痛霜

处方：樟脑一钱　冰片一钱　花椒七粒

制法：取上药研末，置于密闭容器内，隔水加热，挥发冷凝，得白色结晶物。

41

1949

新 中 国
地 方 中 草 药
文 献 研 究
(1949—1979年)

1979

用途：各种牙痛。

用法：取药少许，涂于患处。

（南疆军区后勤部卫生处）

急性结膜炎

处方：蒲公英（鲜干均可）20克

制法：切碎加水150毫升，煮沸20分钟，过滤成100毫升，加硼酸0.45克或0.5克。

用途：急性结膜炎。

用法：一日三次，点眼。

临床观察：治疗94人，2—3天后痊愈。

（于田红旗制药厂）

牙龈出血

处方：黑枸杞子

用法：每日服三次，每次十几粒。

典型病例：患者×××、男、25岁，

42

牙龈出血二年，用此药治疗三日愈。

（和田专区）

其 它

蛲 虫

　　处方 硫磺　植物油适量

　　用法：先将植物油涂抹肛门处，然后撒上硫磺粉末。

　　临床观察：治疗七例，均在五日后痊愈。

（阿克苏专区）

除害灭病

　　处方：鲜桃叶

　　用法：鲜桃叶一市斤，捣烂，加水半面盆浸泡1—2小时，用水及叶渣洒地面、墙角、床板或厕所等害虫孳生处，关

43

1949

新 中 国
地 方 中 草 药
文 献 研 究
(1949—1979年)

1979

门窗半日。

用途：杀跳蚤、蝇、蛆。

（和田专区）

44

治疗农村常见疾病
土单验方

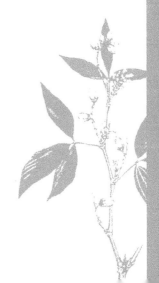

提　要

河南省卫生厅编。

1966 年 3 月第 1 版第 1 次印刷。64 开本。7.4 万字。定价 0.27 元。共 196 页，其中内容提要、前言、目录共 11 页，正文 185 页。纸质封面，平装本。

　　本书处方按照疾病排列，分为传染病（科）、内科、外科、皮肤科、妇科、儿科、五官科病方，以及寄生虫病方、中毒与急救方 9 大类，囊括 100 余种疾病。每种疾病下首先简述其概念、临床表现、鉴别诊断等内容，然后列出治疗方几个到十几个不等。本书共收方近 1000 个，依次介绍各处方的组成、用法、注意事项等内容。疾病治疗方法以土药、草药为主，必要时附有针灸或其他方法。

　　处方中指明用鲜品的药物，最好不要用干品代替。处方中的全草是指地上部分，采集时不必连根拔起，以保护药源。

　　书中所用药物剂量为成人量，体弱及小儿患者用量酌减。药物计量单位采用旧市制，即 1 斤等于 16 两。

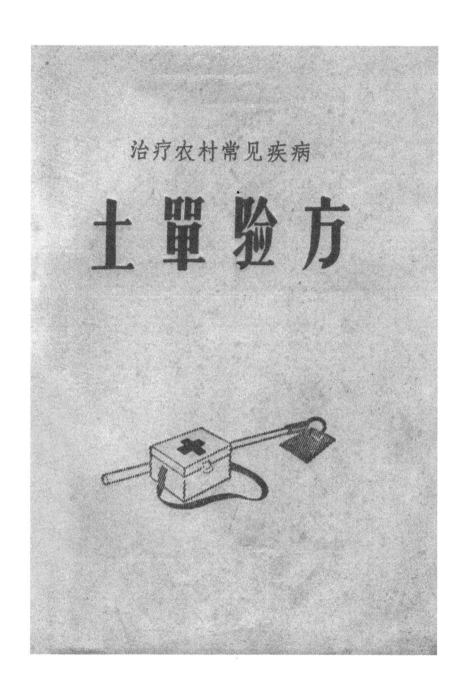

治疗农村常见疾病

土單驗方

目 录

传 染 病

• **1** •

1949

新 中 国
地方中草药
文 献 研 究
(1949—1979年)

1979

內　科

1949
新 中 国
地方中草药
文 献 研 究
(1949—1979年)
1979

皮 肤 科

· **4** ·

妇　科

儿　科

1949
新　中　国
地方中草药
文　献　研　究
(1949—1979年)
1979

· 白 页 ·

传 染 病

感 冒

感冒俗称伤风，是一种很常见的传染病，一年四季都能发生，尤其是在秋末、春初，气候变化无常，更容易得病。开始鼻子不通气、流鼻涕、打喷嚏、流眼泪、喉咙干痛、微热怕冷、全身酸困疼痛，严重时会因咳嗽厉害引起声音嘶哑等。一般的二至七天就会自己好。另有一种感冒，起病很急，发高烧，咳嗽、吐痰，呼吸不利，胸疼、咯血或神志不清等，这可能是流行性感冒。感冒和很多病的初期很相似，要特别注意。

1949
新 中 国
地 方 中 草 药
文 献 研 究
(1949—1979年)
1979

治法:

(1) 葱　白三根

切碎，开水冲泡，先熏鼻子，然后飲水。

(2) 葱根（带须）三至五个　淡豆豉一两

葱根洗净，与淡豆豉同煎服之，盖被微汗。

(3) 生　姜三錢　紅　糖二两

水煎后趁热服之，盖被微汗。如沒紅糖，也可以用葱根三个代替。

(4) 浮萍草八分至一錢半　茶　叶二錢

水煎服。

(5) 白茅根半斤　荆　芥五錢　生　姜三錢大葱根七个　　浓煎热服，微发汗。

(6) 谷　子一把

搓净去灰土，溫开水冲服，微发汗。

(7) 苏　叶五錢　紅　糖一两

煎湯一碗，紅糖冲服。

注：以上七方适应于感冒初期。

(8) 綠　豆五錢　紅　糖五錢

把綠豆搗成瓣，水煮半熟，去渣、冲紅糖內

● 2 ●

服，服后盖被微发汗。

（9）绿　豆（捣成瓣）一两　茶　叶三錢
冰　糖一两

水煎一沸至冰糖溶化，去渣内服，盖被微汗。

注：以上二方适应于流感高烧、怕冷、头痛期。

（10）生　姜一錢　鸡　蛋一个

生姜切碎，鸡蛋打破倒在一起，加入适量食盐和水，搅匀燉熟食之。

注：此方适应于一般的感冒咳嗽。

（11）大　梨一个　川贝母一錢　冰　糖二錢

把梨切开去核，装入川贝母、冰糖，合在一起，蒸熟食之。

注：此方除对感冒咳嗽有效外，其他咳嗽亦可用。

（12）红　糖适量　煤　炭一块

红糖冲开水一杯，将煤炭烧红，趁火放入红糖水内淬之，过滤，趁热内服。

注：此方对感冒期间引起的恶心、呕吐有效。

1949

新 中 国
地方中草药
文 献 研 究
(1949—1979年)

1979

（13）桑白皮三錢　杏　仁（去皮尖）三錢
生　姜三錢　　水煎服。

注：此方适应于感冒咳嗽。

（14）針灸：

①陶道　风門　肺腧

手法：先将皮肤提起，用三棱針刺陶道、风門穴出血即可。不留針，不灸。

②大椎　曲池　合谷　魚际　外关

手法：毫刺浅刺，用泻法，不留針。

预防法：

（1）雄　黄三錢　貫　众一两

用稀布把药包好，放在水缸里；如无雄黄，单用貫众也行。

（2）蒼　朮　艾　叶各二两　樟　脑一錢

上药混在一起、燃烧，熏屋子。

（3）貫　众三錢　　水煎好后，一次服完。

麻　疹

麻疹俗称糠疮或麸花，是急性传染

病，多发生于五岁以下小孩，传染得很快，几天就可以传遍全村或数村。小孩一起玩耍，大人互相串门、走亲戚，都可带着病毒传染开来。

出疹子以前，先见发烧不退、打喷嚏、流清鼻涕、咳嗽、白眼发红、怕光等症状；发烧两三天后，在嘴里近大牙的口颊粘膜上发现白色小点，象针尖样大；再过一两天，就会在耳后、脖子上发现疹子，然后出现在面部和胸部，两三天出遍全身。疹子出时，全身发烧较重，有微汗，疹色鲜红象桃花色，自头至脚都出为顺症；颜色发青、黑、淡而且出不全是逆病。如果发现咳嗽重、闷气、口唇发青，这是合并肺炎了，赶快送附近医院治疗。

出疹期间，注意屋内空气流通，但不要让风直接吹到孩子身上；吃稀饭，多喂

1949

新 中 国
地 方 中 草 药
文 献 研 究
(1949—1979年)

1979

开水；眼上有脓液的，要經常用溫开水洗洗。疹子出得很顺、沒有其他不好的感觉，一般經过十多天就好了。如果疹子沒出齐就突然沒有了，或因拉肚子、咳喘不能使疹子順利出来，得請医生看看。

治法：

（1）三春柳一两　葦　尖（未出土的芽）七个
蜂　蜜一两

前二味水煎，冲蜜服。三春柳即西河柳、檉柳，有些地方叫紅荆条或香春柳、香树柳。

（2）芫荽根七个　　水煎服。

（3）芫　荽一两　葱　白三根

共搗如泥，擦前后心、額上、鼻部及人中穴处。

（4）浮　萍三錢

研末，白糖調匀，开水冲服。

（5）紫　草三錢　水紅花一錢半
芫　荽一两

　　· 6 ·

水煎，溫服。水紅花有些地方叫水紅芽、狗尾巴花。

注：以上治麻疹欲出不出或迎风回避。

（6）活鸡心一个

搗研成糊状，冷开水冲服。

（7）土　元七个　花蜘蛛七个

共搗如泥，开水送下。土元即土鳖，有些地方叫壳泡虫。

（8）炙麻黄一錢　炒杏仁一錢半
生石膏一两　甘　草一錢　川貝母七分

水煎，溫服。

注：以上治麻疹大热喘促之症。

预防法：

（1）紫草根五錢

水煎服。每天一次，分六天服完。

（2）赤小豆　黑小豆　綠　豆各三錢
二　花三錢　甘　草二錢

水煎服。二花也叫金銀花。

（3）新脱落的脐带一条　朱　砂五分

1949
新　中　国
地方中草药
文　献　研　究
(1949—1979年)
1979

　　臍带（母子无病者佳）放在凈瓦上，用木炭火焙干，研为細面，加入朱砂，調勻备用。

　　初生儿十六日內，用乳汁調药面抹在乳头上，随婴儿吃奶咽下，一日服三次。

　　(4) 白茅根一两　白蘿卜四两　荸薺二两　冰糖五分

　　前三味切片、煎湯，放入冰糖，代茶內服。

白　喉

　　白喉是由白喉杆菌引起的急性呼吸道传染病，传染性很强，病人的唾沫、衣服、用具等，都是传染的媒介。多发于一至五岁的小孩，秋季最易发病。治疗不得当，往往会造成死亡。

　　主要症状有疲劳无力，不想吃飯，恶心，呕吐，头痛，发烧，喉痛，喉嚨里可見白色或灰色的薄膜（医学上叫做假膜。不好撕下，用力撕去，可見出血），无假

·　8　·

膜的地方紅肿，脖子变粗，可摸到筋疙瘩。有的假膜侵向鼻孔，叫做鼻白喉，这一类病比较輕。假膜若向喉嚨深处侵犯，咳嗽声哑或失音，或咳嗽声象蝉叫一样。若出现脉搏不齐、四肢冰凉、咽下困难、呼吸紧迫、两腿麻痹等，应立即請医生搶救。

治法：

(1) 巴豆朱砂膏

巴　豆　朱　砂各等分

巴豆去壳、研为細末，再与朱砂粉混合，放在普通膏药中，贴患者印堂（两眉中間）或天突穴（两鎖骨連接处上方凹陷处），經八小时以上，就可揭去。局部皮肤如有水泡，可用消毒針刺破，放出泡中液体，涂消毒药水。

注：此膏大約贴六小时，假膜就会逐渐消失。

(2) 香蕉皮二两　　水煎服，一天三次。

(3) 霜打桐叶一两　紅　糖一两

1949
新 中 国
地 方 中 草 药
文 献 研 究
(1949—1979年)
1979

桐叶煎水，冲紅糖服。

（4）五倍子（瓦上焙黄，放地上去火毒）一錢

蚕　娥（焙黄）五分　蛇　蜕（焙黄）五分

冰　片二分　　共为細末，吹喉內。

（5）蚯　蚓二十条　白　糖半两

二药同放碗內，自化为水。用镊子夹棉球蘸水，滴入喉內。

預防法：

（1）仙癩肚稞三斤　白　糖二两

仙癩肚稞（有些地方叫蛤蟆草）搗烂，布包絞汁入碗、加白糖、放在开水鍋內燉熟。每天服三次，每次半茶杯，連服七天。

（2）万年青根—两半

洗凈、切碎，加醋二斤，浸二天后去渣、过滤，再加冷开水二斤。一岁以下每次三滴，一至二岁每次六滴，三至四岁每次八滴，五至六岁每次十滴，七至九岁每次十三滴，十至十二岁每次一酒盅，十三至十五岁每次一酒盅半，十六岁以上每次二酒盅。以上每日皆六次，四小时一次。

· 10 ·

首次倍量，连服五天。

禁忌：有心脏病者忌用。

（3）土牛膝一两

捣碎，加水二斤，小火熬至一斤。每日分三次服完，连服四至五天。土牛膝即牛皮消、耳叶牛皮消，有些地方叫羊角、牛尿筋。

注：此方系指一至四岁剂量，五岁以上可用一两五钱，一岁以内可用五钱。此药没有毒性，是其优点，但茎液不易保藏是其缺点。其预防白喉效力没有万年青好。

百 日 咳

百日咳是小孩得的一种传染病，比较顽固，一年四季都有，多春季最多，通过呼吸即可传染。

开始象感冒，后来连声咳嗽，一连几十声，咳时顿出眼泪或呕吐粘液，面部浮肿发紫，每次咳完吸气时发出很尖的吼声。短的一星期，长的可发作七八星期，

1949

新 中 国
地 方 中 草 药
文 献 研 究
(1949—1979年)

1979

有的会因并发肺炎而死亡。

治法：

（1）大　蒜三瓣　冰　糖二錢

上二味以水少許（以能将大蒜煮熟为度）煮后，每晨服一次，連水服下。一岁以上者三至五瓣，其他酌情加减。

（2）鸡苦胆一个　白　糖适量

取苦胆汁和白糖，用开水冲服。一岁以下者服三分之一；二至三岁者服二分之一；三至五岁者服全量。如无鸡苦胆，可用猪、羊、牛苦胆代替，但每次服用比例应酌量折减。属寒症者，可将白糖改为紅糖或冰糖，并加姜汁适量。

（3）生荸薺二斤　蜂　蜜二两

将荸薺捣碎、擠汁，与蜜混和，每次用两匙加水少許，煮沸，日服二次。

（4）大白菜根一个　冰　糖二两

将白菜根煎水后加入冰糖，溫服，每日三次。

（5）金橘叶二錢　　水煎，溫服或当茶飲。

• 12 •

（6）梨一个　朱　砂五分　蜂　蜜不拘量

将梨內核挖空，装入朱砂、蜂蜜（以满处为度），蒸熟，取汁，开水冲服，或当茶飲之。

（7）蜂　蜜二兩　竹　茹三錢

竹茹煎水，冲蜜，分三等分，一日服完。連服三剂即愈。

（8）冬　花五錢　冰　糖五錢　　水煎服。

（9）梨　汁四兩　川貝末一兩　蜂　蜜半斤

共煎成膏，每服三錢，日服二至三次。

（10）椿根白皮四兩　梨四兩（去皮、核）
蜂　蜜四兩　白　糖四兩

将椿根白皮及梨蜜炙，放鍋內加水煎熬三沸去渣，再入白糖煮五分钟即成。

（11）針灸：

大椎　风門　肺腧　膏肓　天突　曲池
合谷　尺泽

手法：平补平泻，可留針十至十五分钟。

（12）拔火罐：

身柱穴（在第三四脊椎之間）

1949

新 中 国
地 方 中 草 药
文 献 研 究
(1949—1979年)

1979

用一寸六分口径之火罐，在穴位处拔，十至十五分钟取下，一般拔三至四次。

肺　炎

肺炎也是常見疾病，一年四季都可发生，冬春季最多，患感冒或麻疹的小儿，最容易同时得这病。

病起发冷、发烧、咳嗽、吐痰（有的带血絲或象鉄銹色）、悶气、鼻子搧动、煩躁不安：重则昏迷、抽搐、四肢冰冷、口唇发紫。

治法：

（1）川貝母六錢　蜂　蜜二两
川貝母为末，与蜜和匀，分二次冲服。

（2）炒麦芽二两　冰　糖半两
冰糖研面，与麦芽煎湯送下。

（3）熟　地四两　酒半斤
浸泡后贴在胸部。

（4）鯽魚头二个　白　糖半两

将魚头打破取汁，倒入白糖內，加开水少許冲服。

（5）絲瓜秧（鮮）

搗烂，取汁一杯，加开水冲服。

（6）炙桑皮四錢　陈　皮四錢　　水煎服。

（7）魚腥草一两　桔　梗五錢

用水半碗先煮桔梗，开后二十分钟再入魚腥草，煎五至十分钟去渣。每次一剂，分三次服。

注：本方适应于吐痰带鉄銹色的肺炎。

（8）浮萍草五錢　　水煎服。

禁忌：热重者勿用。

肺 結 核

肺結核俗叫肺痨、肺病、痨病，是很常見的慢性传染病。病人的痰里、唾沫里有許多人眼看不見的結核菌，痰和唾沫吐出来，被健康人吸到肺里，就会得病。

1949

新 中 国
地 方 中 草 药
文 献 研 究
(1949—1979年)

1979

病开始慢发烧、咳嗽、吐痰带血絲或血块，体力逐渐瘦弱，夜里出汗，下午发烧、顴骨发紅；重的呼吸困难，妇女月經停止，有时因大口吐血而死亡。预防的方法，劝告病人不要随地吐痰，健康人要带口罩。

治法：

（1）生百部四两　杏　仁四两　白　芨二两
共为細末，每天三次，每次一錢。

（2）大　蒜适量
每日早晚各煮大蒜二两，煮熟吃蒜、喝湯。

（3）猫爪草二两　　水煎服，每天二次。

（4）沙　参二两
研为細末，开水冲服，每天二次每次二錢。

（5）韭菜根茎四两
洗淨泥土，捣烂，加适量开水取汁，內服。
注：本方适用于肺病咳血。

（6）菠菜籽一两　白　芨一两　生百部五錢

• 16 •

共为細末，每天早晚各服三錢。

（7）鮮芹菜根适量　　煮熟吃。

（8）五味子四两　鸡　蛋四个　白　糖四两

五味子用水两碗煎至一碗，将糖和鸡蛋（連壳）泡入药汁內，泡四至五天，蛋壳軟化后，打碎拌匀。

头三天各服四分之一，后两天各服八分之一，每日服一次。

（9）栝　楼一个　紅　糖四两

栝楼內装紅糖，用面包好在灰火內烧熟，搗烂为丸，一次吃完，連吃数次。

（10）鸡蛋油适量

鸡蛋煮熟取黄炼油。每日三次，每次一至二錢，服十五日可退烧。

注：本方适用于开放期。

（11）羊苦胆汁一个　白　糖一两

一日三次分服，常吃不間断。

（12）百　部一斤

加水十斤煎取头汁，再加水三斤，煎取二

1949

新 中 国
地 方 中 草 药
文 献 研 究
(1949—1979年)

1979

汁，二次合一起，纱布滤净，小火再熬。每次取浓汁一钱，加开水内服，一日三次。

腸 伤 寒

腸伤寒是經口传染的一种病，病人的大便若污染了食物和井水，人們吃下去就会得伤寒病。一年四季都有，以夏秋季为多。

伤寒病程較长，約一个月。前七天，发烧一天比一天重，以后几乎是每天高烧不退，持續半月后才慢慢下降。除发烧外，舌头为深紅色，无舌苔，胸前皮肤上有十来个小紅点。因为发烧的时間太长，所以病人身体很衰弱，吃不下飯，大量的掉头发，有时神志不清楚、說胡話，等烧退后才能慢慢恢复健康。得病二十来天，容易发生腸穿孔或腸出血，若发现肚子疼或大

· 18 ·

便下血时，应該赶快請医生治疗。

治法：

（1）灯籠草二两　紅　糖二两

灯籠草煎水，冲服紅糖。

（2）生大蒜汁半茶杯　白　糖一两

上两味混合一起，每次服三茶匙，四小时一次。

（3）馬齿莧四两　青　蒿一两　白　糖五錢

馬齿莧洗净同青蒿煎汁，冲白糖服，每日三次，連服三天。

（4）馬齿莧四两　椿根白皮一两

水煎服，每天早晚各一次。

注：本方对腸伤寒大便下血者有效。

（5）針灸：

曲池　大椎　合谷　足三里　风池　中封
临泣　身柱　陶道　神道

手法：平补平泻。成人留針十五至三十分钟，小儿不留針或留二至五分钟。每日針一至二次。

注：上穴根据病情交替使用。

1949

新　中　国
地 方 中 草 药
文　献　研　究
(1949—1979年)

1979

加减：

①无汗，加复留。

②咳嗽、气喘，加云門、中府、肺腧。

③腹胀，加中脘、关元、气海。

④有脑膜刺激症状，昏迷、抽搐者，加少商、中冲、神門、內关。

⑤小便不通者，加关元、曲骨、腎腧、阳陵泉。

⑥腹痛，加中脘、天枢、足三里（儿童不刺）、气海。

痢　疾

痢疾是夏秋季常見传染病。吃了被病人粪便污染的食物或水，就会得这种病。所以，预防办法是井水消毒、消灭蒼蝇。

痢疾初得，发烧、渾身酸疼、不想吃飯、大便次数多（一天几次或几十次）而量少幷带有脓血、大便前肚子疼、下墜，重的高烧、恶心、四肢冷等。要馬上治疗，

• 20 •

不然变成慢性痢疾最討厌。还有一种叫阿米巴痢疾，大便下血及粘液，慢性者不发烧，但治疗也很麻煩。

一、紅白痢疾治法：

（1）生鱉甲一个（不論大小）　紅白糖各五錢

鱉甲放瓦上焙焦为末，加入糖，每天三次，每次三錢，开水送下。

（2）紅白糖各一两　芝麻酱二两

刚从井里打上的水一斤，烧开，二样糖一齐和入，一次服完。

（3）馬齿莧一大把　糖一两

馬齿莧搗烂、擰汁，加入糖。紅痢加白糖，白痢加紅糖，紅白痢各加一半，一次服完。

（4）大蒜五瓣

蒜搗烂倒在热捞面条里一次吃完。

（5）黑山楂　紅　糖各一两

水煎山楂，煎好加入紅糖內服。

（6）馬齿莧一斤

1949

新　中　国
地方中草药
文　献　研　究
(1949—1979年)

1979

洗净、晒干，炒成炭、为末。成人每次半两，小儿减半。

（7）针灸：

天枢（脐旁二寸）　大巨　气海（脐下一寸五分）

手法：提插补泻法。留针三十分钟至五十分钟。腹疼甚者，每隔五至十分钟行针一次。日刺一次，重者可刺两次。

加减：

①热重加大椎、曲池、内庭。

②湿重加阳陵泉、三阴交。

③寒湿加灸气海。

④下坠加长强。

二、赤痢治法：

（1）椿根白皮一斤

研末、过罗，水和为丸如桐子大，外包滑石粉。成人每次三钱，小儿减半，米汤送下。

（2）白头翁一两　红　糖　白　糖各五钱

水煎，加红白糖冲服。

· 22 ·

（3）烏　梅—斤　蜂　蜜半斤

加水四斤煮至二斤取汁，加入蜂蜜即成。成人每天服三次，每次一两，小儿减半。

（4）槐　角三錢　槐　花三錢　　水煎服。

（5）木槿花二两（干的五錢至一两）　水煎服。

三、久痢治法：

（1）陈石榴皮四两　白　糖—两

石榴皮炒黄，研成粉。小米湯冲药粉、白糖服。每天两次，每次四錢；小儿减半。

（2）綠豆芽六两　白蘿卜八两　椿根白皮四两

紅　糖四两

前三样搗烂、取汁，放碗內加糖，放鍋內燉一小时。每天两次，四天服完。

（3）豆　腐—斤　醋四两

放在一起煮后吃豆腐，一次吃完。

（4）石榴树根皮—两

水煎，一日三次服完。

（5）二　花（生、炒）各二錢

水两碗煎至半碗，一次服完。

1949

新 中 国
地 方 中 草 药
文 献 研 究
(1949—1979年)

1979

四、阿米巴痢疾治法：

（1）红 薯一个　独头大蒜三个（去皮）

红 糖一两

红薯挖洞装入糖和蒜，白面饼封口放柴火内烧熟。一次吃一个，每天一次，连吃三天。

（2）鸦胆子仁二十八个　元 肉七个

一个元肉内包四个鸦胆子，早上空腹一次服完，开水送下。元肉即桂元肉，也叫龙眼肉。无元肉可以以馍皮代替。

（3）二 花一两　黑山楂一两

共为细末，加红糖一两，开水冲服。

疟 疾

疟疾俗称发半晌、发老犍、打摆子、赶老犍等，是蚊子传染的疾病，流行最广，夏秋季最多。

发病开始先发冷寒战，后发高热，汗出热退，有的一天发一次，有的两天发一次，有的隔几天一犯。犯的次数多了，身体消瘦，精神不好，面色淡黄。预防的方法是积极消灭蚊子，治好现有病人。

治法：

（1）馬鞭草四两　紅　糖一两

在发作前两小时煎服。

（2）生　姜　紅　糖各一两

水煎，发作前一小时服。

（3）常　山　鳥　梅　全　虫各三錢

水煎服。再用阿魏三錢，搗末放在臍上用膏药貼住。全虫就是蝎子，也叫全蝎，药用干的。

（4）馬齿莧半斤　　水煎，一次服。

（5）涩芳秧四两

在发作前两小时煎服。涩芳秧学名茜草，有些地方叫涩疙瘩秧。

（6）鱉　甲一两　常　山一两

共为細末，每服二錢。在发作前两小时服。

（7）烏　梅十个　紅　糖适量

· 25 ·

1949

新中国
地方中草药
文献研究

(1949—1979年)

1979

水煎，发作前服。

(8) 芫　花八分　鸡　蛋一个

混合一起，用水炒熟，在发作前一小时食之。

(9) 胡　椒　桃　叶各七个

共鸼一处作七丸，朱砂为衣；在发作前半小时开水送下。

(10) 續　草二錢　鸡　蛋一个

共煮于沙鍋內，煎半小时，取水半碗服之，幷吃鸡蛋。在发作前两小时服。續草也叫节节草，如用鮮的，分量应增至五錢。

(11) 公丁香三个　膏　药一张

公丁香研細面，放于膏药中心，发作前一天或前四小时贴在臍上。

(12) 归血草根六两　生甘草一两

樟　脑一錢　薄荷霜七分　艾　叶七分

共为細末，炼蜜为丸，每丸二錢。每日三次，每次一丸。

按：本方可治疟疾、急慢性胃腸炎、暴发腹疼、淋巴腺結核、腸結核、无名热、神經纤維

● **26** ●

瘤、淋巴肉瘤、消化不良等。

归血草根，江、浙一带称盐元参，見《本草推陈》（續集）和《药物图考》，《河南經济植物志》名二色补血草，随地可采取，晒干后用，我省豫西、豫北甚多。

（13）甘　草　甘　遂各等分

共为細末，成人每次五分，小儿酌减。在未发前一小时倒在脐上以膏药貼住，过时去掉。

（14）蒼耳子叶五个

在未发作前两小时将叶貼于脐上，停一天去掉。蒼耳子也叫蒼耳，有些地方叫蒼儿棵、羊屎蛋棵、狗蕻藜。

（15）常　山三錢　黑　豆二两

常山先煎好、去渣，加入黑豆，煮干为度，一次把黑豆吃完。

（16）香附草

一岁一棵，根叶幷用，水煎服。香附草也叫莎草。

（17）針灸：

1949
新 中 国
地 方 中 草 药
文 献 研 究
(1949—1979年)
1979

①針扎中指第一道橫紋（指梢数起）出血，刺后用生姜片盖住綁好。可以截疟。

②大椎（第一胸椎上凹陷处与肩平）　后溪（手小指根节外側握拳橫紋头）　間使（手背腕橫紋上三寸）

手法：用泻法，留針二十至三十分钟。每隔十分钟捻針一次。

加减：有疟母者，加章門、痞根。

乙 型 脑 炎

乙型脑炎是蚊子传染的疾病，常在夏秋季发生，十二岁以下的小孩得病最多。

得病很猛，发高烧、头疼如破、恶心、呕吐、光想睡、昏迷不醒，小孩多抽搐，很象急惊风。治不及时会要命，或者后遺半側身子不会动、聋子、哑吧、瞎子等，单方吃下沒效时，赶快送到医院里。

治法：

28.

（1）生石膏一两　辰　砂　南　星各二錢

共为細末，白脖子蚯蚓不拘多少搗成糊，将药面倒入，調匀、为丸如綠豆大，金箔包住。一岁以內，每服一丸，一至三岁每次二至三丸，十至十五岁每次二十五丸。

（2）大青叶一两

煎两次，合为一茶杯。成人一次服完，小孩减半。每天八次。

（3）板蓝根一斤

洗淨、切碎，加水四碗煎至两碗，渣再加水三碗煎至一碗，二次合計三碗。成人每天二至三次，一天服一碗，十五岁以下儿童一天半碗，每隔四小时服一次，加入葡萄糖粉，連續服用。

（4）石　膏一两　蝉　蛻一錢

水煎，分两次服完。蝉蛻，有些地方叫馬知了褲、馬唧了皮。

（5）救焚丹

牛筋草根（又名藕耙草或藕耙皮）四两

瓦松根三两（去毛）　藕（晒干，切片）一两

1949
新 中 国
地 方 中 草 药
文 献 研 究
(1949—1979年)
1979

生甘草二两　香文草穗（又名星星草）一两
薄荷霜一錢

共研細末，瓷瓶装住。不满一岁每次半分，一至二岁每次一分，三至四岁每次服三分，七至十二岁每次五至七分，成人每次一錢。日服一至三次。适应于高烧昏迷。

（6）針灸：

百会　风府　大椎　命門　中脘　曲池

手法：用泻法，速刺不留針。

加减：

①高热十宣放血，或十二井也可。

②呕吐針內关、风池、金津、玉液、曲池。

③昏迷針人中、涌泉，十二井。

預防法：

（1）淡盐水每天漱口三次。

（2）枯　矾一錢　薄荷脑二錢（或冰片三錢）

研为細末，吹入鼻孔內。每天三次，每次二分。明矾（即白矾）煅后称枯矾。

• 30 •

流行性脑脊髓膜炎

流行性脑脊髓膜炎俗称急惊风，是經呼吸道传染的急性病。多发于冬春季，十二岁以下的小孩得的最多。初起好象感冒，很快就发高烧、头疼特别厉害、脖子硬、头向后背、呕吐象喷水样、煩躁不安，重的說胡話、昏迷等。有的四肢抽搐、手足冰冷、出汗等，見到这种情况，应很快送医院治疗，或先用单方治疗后立即送医院。

治法：

（1）知　母五錢　連　翘一两　貫　众一两
水煎服，每日一至二次。

（2）皂　矾适量
放瓦上烧灰、研末，吹鼻中，停一会流出黄水或血水，自觉輕快，連吹数次有效。

（3）紅蚯蚓四条　鮮茅根一把　鮮荷叶一斤
石决明二两　寒水石三錢　　水煎服。

1949
新 中 国
地 方 中 草 药
文 献 研 究
(1949—1979年)
1979

预防法：

（1）明　雄一錢　朱　砂六分

研細末，調姜汁抹鼻中。

（2）百分之十大蒜汁或百分之十大蒜軟膏（消毒凡士林制）　点鼻，一日三四次。

（3）貫　众一两

水煎，每天一次，連服三天。

流行性腮腺炎

流行性腮腺炎俗称痄腮，也是传染病，春天冬天很常見，多发于是十五岁以下的小孩。

初起輕微发烧、头疼，后来腮腺（在耳下方）肿胀、热疼，有的一边，有的两边，大約經过十天一般可恢复，有的引起别的病。

治法：

（1）馬齿莧一把

洗净、捣如泥，糊在肿处。干了再换。

（2）鲜瓦松适量（去根）

用法同上方。

（3）二　花二两　蒲公英一两　元　参五錢

甘　草二錢　　水煎服，一日一剂，尽量多喝。

（4）灯　心一段　香　油少許

将灯心蘸香油，点着、猛烧患侧耳尖处发际（即角孙穴）。有热灼感即可，避免烧伤。

（5）鲜蒲公英一把　鸡蛋清一个

二药捣成糊，敷于患处。

（6）柏树皮一把　鸡蛋清一个

柏树皮捣碎，鸡蛋清調和涂患处。

（7）雄　黄　明　矾各等分

共为細面，用溫开水調和，涂患处。

（8）桐树花一把（約五至六錢）　白　糖一两

水煎桐花，加入白糖內服。

（9）青　黛适量

为面，用清水調和，涂于肿处。

（10）板蓝根一两　　水煎服。

1949

新 中 国
地 方 中 草 药
文 献 研 究
(1949—1979年)

1979

（11）蒲公英五錢　皂角刺一錢　　水煎服。

（12）鲜柏叶一两　鸡蛋清一个　明　矾一錢
共搗为糊，涂患处。

（13）花椒树根下土　醋各适量
調和，涂于患处。

猩　紅　热

猩紅热俗称烂喉痧。一岁以下的小孩很少見，五岁至十五岁的小孩最多，冬春季容易发生。

起病很急，先是发高烧、头疼、喉嚨疼，一天后出疹子，先出脖子、耳后，慢慢遍及全身。疹子如針尖大小、色鲜紅、密集、連成一片片，严重的可高出皮肤，有的鼓起如小米大的小泡，內有黄水或血水，两三天后消失，七天后脱落白皮成片。病人口唇周围蒼白，喉嚨肿疼，吐粘水，舌头鲜紅肿胀。重者可造成死亡。

• 34 •

治法：

（1）山豆根二两　野菊花四两

水煎。十岁以上者一次服完，三岁以下者分三次服。

（2）桔　梗四两　陈　皮二钱

水煎。一日分二至三次服完，连服五至七天。

（3）白萝卜四两　青　果二两

萝卜切成片，青果（即橄榄）捣烂熬水服。

（4）鲜苇根　鲜茅根各二两

加水三碗熬剩二碗，当茶徐服。

（5）荸荠芽十个　水煎，当茶喝。

（6）二　花四钱　小生地五钱　甘　草三钱

开水冲，当茶喝。

（7）针灸：

十二井穴或十宣穴

手法：泻法。点出血即可，不留针。

加减：手足抽搐，加后溪、金门。

1949

新 中 国
地方中草药
文 献 研 究
(1949—1979年)

1979

传 染 性 肝 炎

传染性肝炎分黄疸型、无黄疸型，主要是經口传染的，病人大便里带有这种病毒，通过水或是不洁凈的食物吃下去就会得病；另外，給病人注射的針头，如不消毒再用于别人，也能传染此病。一年四季都能发生，但以秋后最多。

初得大都有发冷、发烧、不想吃飯、恶心、呕吐、心口发胀；几天后全身皮肤及白眼珠发黄；十几天后，黄得更厉害，小便色黄，大便色灰或正常，皮肤痒；重的可发生昏迷，右边肋子里疼；一个月后，黄色退，部分患者可变成慢性肝炎。

一、黄疸型肝炎治法：

（1）麻雀糞三个　甜瓜蒂四个

共研細末，吹鼻內。甜瓜蒂又名苦瓜蒂、苦丁香，取熟透瓜落之蒂，放通风处吹干备用。

（2）野芹菜根适量

洗净，缠在脉搏上，如果起泡，用针刺破出黄水。野芹菜也叫水芹菜。

（3）茵　陈一两　　大　枣十个

水煎服。茵陈，有些地方叫臭蒿或白蒿，俗话说，"正月茵陈，二月蒿，三月砍掉当柴烧"，由此可知，早采的药用为好。

（4）节节草　大枣各适量

共煮后食枣。

（5）青　黛六分　　明　矾五分

共为细末，分成七包。每早一包，用鸡蛋清送下。

（6）樱桃根四两　　瘦猪肉二两

樱桃根去皮，煮肉食之。

（7）茵　陈五钱　　生栀子三钱　　生大黄二钱

水煎服。

注：此方适应于本病初起大便干者。

（8）茵　陈一两至一两半

水煎服，每天三次，小儿酌减。

1949
新 中 国
地 方 中 草 药
文 献 研 究
(1949—1979年)
1979

二、无黄疸型肝炎治法：

（1）鸡骨草三两　海金沙五錢

水煎服。大便干加大黄二錢。

注：鸡骨草是野生植物，又名人字草。用較大剂量效果好。对黄疸型也有效。

（2）甜瓜蒂　丁　香各四十九个

焙黄、为細末，吹鼻內，出黄水为度。

（3）甜瓜蒂二两

加水二斤煮至一斤，成人每次服三錢，日服二次。

（4）新鮮黄牛屎三斤　香　附二两

小火炒黄、为末。小儿每次一錢，成人每次二至三錢。紅糖調味，每日三次，开水冲服。

注：本方亦治黄疸型肝炎。据各地报道，有消黄、退热、止肝疼等疗效，但必須是青草作飼料喂养的体壮黄牛的新鮮粪。

（5）車前草四两　萱草根四两

水煎服。一天一次。車前俗称猪耳朵棵、牛舌头棵；萱草根即金針菜根、黄花菜根。

· **38** ·

（6）鲜凤尾草三斤

新鲜凤尾草连根拔出，水洗净，捣烂加水一斤，浸泡五小时后，用纱布包扎紧、取汁，再适当加水煮，入白糖四两，即成凤尾草糖浆。

成人每日服三次，每次一两，连服七天。凤尾草一名金花草，多生在潮湿的石头缝及井边，除治肝炎外，叶茎还治痢疾。

（7）乌桕树白皮四两

水煎，分二次服，五岁以上儿童每天二次。

小 儿 麻 痹

小儿麻痹又叫婴儿瘫，是传染病，常见于两岁以下小孩。初得，小儿除发烧外，间或有出汗、烦躁，少数有抽搐、昏迷等，二三天热即退，这时才发现上肢或下肢一侧不能动，如果久不治疗，患肢即消瘦、无力，即是能走，而足向外翻，造成终身残废。所以初起应积极治疗，大部

1949

新　中　国
地 方 中 草 药
文　献　研　究
(1949—1979年)

1979

分能全愈。

治法：

（1）烏梢蛇五两　制馬錢子二錢

共研为細末。六个月至一岁每次二至三分，一至二岁每次五至七分，三至五岁每次一錢。开水冲服，日服二次。

（2）蚯　蚓　牛　膝　豹　骨　五加皮

丹　参各一两

共为細末，每次二錢，开水冲服。一岁以下减半。

（3）針灸：

上肢取穴：肩髃　曲池　合谷　手三里

下肢取穴：环跳　阳陵泉　絶骨　解溪

风市　丘墟

手法：补法，不留針。

内　科

哮　喘

哮喘是一种反复发作的顽固性常见病。多数是遇冷就犯,有的则是遇热就犯。这种病多发生于老年人。

发病时咳嗽,上不来气,张口抬肩,喉中痰声,吐青白泡沫痰,胸闷、短气,有时连咳数十声,痰出稍轻松,不发作时和健康人一样。

治法:

(1) 生　姜一两　蜂　蜜一两

生姜捣烂,加蜜冲服。

(2) 秋　梨半斤　生　姜半斤　紅糖半斤

1949

新　中　国
地方中草药
文　献　研　究
(1949—1979年)

1979

白胡椒二錢

共搗为糊，蒸熟，早晚各服五錢。主治寒喘。

(3) 梨　汁一兩　川貝末一兩　蜂　蜜半斤

共熬成膏，每次三錢，日服三次。

(4) 炙蔴黄一錢　炙桑白皮五錢

水煎服，日服三次，小儿禁忌。

(5) 节节草二兩　鸡　蛋两个

节节草水煎、去渣，再打入鸡蛋，煮熟后，一次連湯吃完。

(6) 生　姜八兩　核桃仁二兩　好柿餅一斤

生姜、核桃仁同搗碎，分开夹入柿餅內，入油鍋炸后，任意食之。

(7) 鸡　蛋一个　醋一兩

醋燉鸡蛋食之，輕的可日服一至二次，重的可服三次。

禁忌：吐痰带血者勿用。

(8) 小儿脐带一个

焙干、研面，每服一至二錢。

· 42 ·

（9）杏 仁 冰 糖各五錢 水煎服。

（10）干 姜三两 飴 糖一斤

干姜为末，另用米飯一斤，共調 为 丸 如 枣大，每日三至四丸，噙口內自化。

（11）牛苦胆一个 黑 豆不拘数

黑豆裝入苦胆內，以滿为度，待晒干后吃豆。

（12）大皂角三个

皂角大筋抽掉，放在乳汁內浸泡四小时，取出阴干，連泡三次，阴干为末，炼蜜为丸，如玉米籽大。每次三丸，开水送下，不可多服。

（13）活 鼈（約一斤）一个 蜂 蜜一斤
木 炭十斤

用鉄絲将鼈拴在烤饃架上，用木 炭 火 徐 徐烤，同时往背上抹蜂蜜，木 炭烤完、蜂蜜抹完为度，凉干、研細面。

用法：每天二次，每次五分，黄酒送下 。

（14）针灸：

①大陵与內关取中間，两側同时下針，同时

1949

新 中 国
地方中草药
文 献 研 究
(1949—1979年)

1979

向内捻轉，喘息立止。

②天突　膻中　列缺　丰隆　合谷　肺腧
风門　气喘（第七胸椎旁开二寸）　膏肓　喘息

手法：平补平泻，針后拔火罐更好。

咳　嗽

咳嗽是許多病都有的一个症状，象伤风感冒、肺炎、肺痨、哮喘等。

咳嗽常与吐痰、悶气、喉痒、胸疼等症状同时出现，这里介紹的方子，主要是治一般咳嗽的，若用后无效，还是要請医生看一下，是什么原因引起的，对症治疗。

治法：

（1）白果仁　冰　糖　紅　糖　蜂　蜜
生　姜各四两

白果仁、生姜共搗如泥，放入冰糖、紅糖、蜂蜜熬成膏。每次一至二小勺，日服二至三次，主治无痰干咳。

（2）生　姜　蜂　蜜各四两　白蘿卜一斤

将生姜、白蘿卜共捣擰汁，加入蜂蜜燉服。日服三次，每次三至四小勺。

（3）生　梨一个　白胡椒粉一錢

冰　糖不拘量

将梨核挖出，內放冰糖和白胡椒粉，蒸熟后連梨吃下。

（4）生　姜（切碎）三錢　鸡　蛋一个

生姜和鸡蛋共燉熟食之。

（5）艾　叶二錢　鸡　蛋一个

艾叶为末，与鸡蛋攪和，棉油煎食之。主治小儿受凉咳嗽。

（6）核桃仁不拘量

棉油炸熟食之。

（7）杏　仁　桑　皮各三錢　水煎服。

（8）百　部二至三錢　蜂　蜜一两

水煎百部后加蜜，一日三次分服。

（9）馬蜂窝五錢　蜂　蜜二两

1949

新 中 国
地 方 中 草 药
文 献 研 究
(1949—1979年)

1979

馬蜂窩剪碎，用蜜炙后，加水煎服。治老年人咳嗽。

（10）五味子半斤　鸡　蛋七个

加水五斤，同煮三十分钟，将鸡蛋泡入七天。每次吃鸡蛋一个，每晚临睡吃一次。

（11）棉籽油四两　豆　腐半斤

豆腐放油內炸后，一次吃完。

（12）芝　麻四两　紅　糖二两

芝麻炒热加紅糖，細嚼慢咽，每次三五錢不拘。

肺　痈

肺痈，西医叫肺脓肿，就是肺上生了疮、化了脓。开始有发冷、发烧、咳嗽、吐痰腥臭（带血，有的象烂肉）、胸痛。若将痰吐到玻璃杯里，可看到痰分三层，上面的泡沫粘液是痰，中間是不透明的脓，下层是烂肉、血水等。严重的会出现呼吸困难、面色青紫等。

治法：

（1）白　芨二两　胡桃仁三两　猪　肺一具

前二味为末，同猪肺一起煮熟，吃猪肺。

（2）百　部四两　杏　仁(去皮尖，油炒)四两

白　芨二两　共为细面，每日服三钱。

（3）党　参一两　川黄连一两

共为细末，炼蜜为丸。每次 一 钱，日 服 三
次，饭前服。如配鸡蛋吃效果更好。

（4）白芨末五钱　糯米汤一次送下。

（5）鱼腥草一钱　白茅根一两

水煎服，一日一次，连服数日有效。主治肺
痈痰臭。

（6）橘　红　红鸡冠花各一两　水煎服。

（7）栝　楼一个　杏　仁　川贝母各适量

先数一下栝楼籽几个，再加杏仁等数，均装
入栝楼皮内，泥包，放灰火内烧透，取出栝楼籽、
杏仁，再用等数川贝母，共为细末。每晚临睡前
服二钱，灯心茶和蜂蜜冲服。

・47・

1949
新　中　国
地 方 中 草 药
文　献　研　究
(1949—1979年)
1979

呕　吐

呕吐是一个症状，多見于中暑、胃腸病或其他传染病，妊娠反应也有呕吐。总之，一般的呕吐，可以选下方制止，如果病人有剧烈腹痛，或发烧、头痛的，应立即送医院治疗，以免耽誤病情。

治法：

（1）半　夏三錢　生　姜三錢　茯　苓五錢
水煎服。

（2）薏苡根二两　　水煎服。

（3）竹瀝　小米（或大米）各适量　　煮吃。

（4）神　曲一两　麦　芽五錢　半　夏二錢
水煎服。治飲食伤胃呕吐。

（5）山　楂适量
炒炭，研末。每服四錢，开水送下。主治伤肉食。

（6）白蘿卜汁　　燉热服。

（7）乌　梅三个

水煎服。治蛔虫病人呕吐清水或苦水。

（8）生姜汁两盅　灶心土（烧红的）适量

生姜汁加水半碗，灶心土趁热放在碗內，使水热后去土，一次服完。

（9）古石灰

烧透、为末，每服一两，开水冲服。

（10）针灸：

①金津、玉液（舌下青筋）放血。

②尺泽放血。

③中脘、內关、足三里留针三至五分钟。

胃 脘 痛

胃脘痛俗称心口疼、胃气疼。多因飲食过饱，或多食酒肉、饥饱不均、生气恼怒、受凉等。

疼在心下、疼时口吐清水、四肢发凉、面青唇白、喜热的，多属寒疼；疼时

1949

新　中　国
地方中草药
文　献　研　究
(1949—1979年)

1979

剧烈、胃中发烧、口吐酸水、大便干、喜凉的，是热痛；生气就犯、心下有一条（按住跳动）的，是气疼；胃疼胀满、打呃逆酸臭的，是食滞疼。

治法：

（1）干　姜五錢　花　椒一錢

水煎服。忌食冷物及猪肉。

（2）陈石灰三錢

烧透、研末，每次五分至一錢，开水冲服。

（3）老　姜三錢　茶　叶二錢　　水煎服。

（4）葱　白一两　生　姜五錢

共捣烂、炒热，用布包，趁热敷于疼处。

注：以上适应于胃寒疼痛。

（5）海螵蛸二两　川贝母二錢

共为細末，每服三錢，日服三次，开水送下。胃寒加干姜一錢，胃热加黄連五分。

（6）川棟子四錢　大　黄二錢　　水煎服。

注：以上适应热疼。

• 50 •

（7）香　附（醋炒）一两　良　姜（醋炒）一两

共研末，每服三錢，日服二次，开水送下。

（8）胡　椒三錢　小茴香三錢　　水煎服。

（9）醋白芍一两　青　皮一錢　紫蔻仁三錢

共为細末，每服一錢，姜湯送下。

（10）碱　面一两　醋二两

加水煎服。主治胃疼吐酸水。

注：以上治胃气疼。

（11）二　丑一两　山　楂一两

研为末，每服三錢，日服一至二次。

（12）鸡內金二錢　枳　实三錢　　水煎服。

注：以上治食积胃疼。

腹　泻

腹泻指大便溏稀，次数多，沒有下墜，不带脓血，与痢疾不同。多因消化不好，受热、着凉等。

大便一日几次或几十次，稀如水样，輕微腹痛，重的眼窝下陷。慢性腹泄，成

1949

新 中 国
地 方 中 草 药
文 献 研 究
(1949—1979年)

1979

年累月，久治不愈，身体瘦弱，头晕、眼花，甚至卧床不起。腹泻中又分食泻、热泻、寒泻、久泻、五更泻等，治法也不同。

治法：

（1）山　楂一两

炒炭，水煎服。主治伤肉食泻。

（2）神曲茶一包　　水煎服。主治伤面食泻。

（3）炒二丑一钱半　红　糖二钱　萝卜种半个

水煎服。服后泻不止者，用白面汤一碗内服即止。主治伤食、腹胀、泻肚。

（4）滑　石四两　甘　草一两

共研为细末，成人每次五钱，小儿减半。主治夏天受热泻肚。

（5）石榴皮　槐　花各五钱　车前草一棵

水煎服。主治热泻腹痛、大便粘臭。

（6）绿　豆一至二两　车前草五钱至一两

水煎服。主治热泻。

（7）扁豆叶一把

捣汁加醋少許，开水冲服。主治一般泄泻。药用扁豆俗称梅豆。

（8）扁　豆一两　煨肉蔻三錢

共为末，一日分三次服。主治寒泻。

（9）羊　肝一具　皂　矾（研面）一两

羊肝用竹刀劈开，撒入皂矾面，用沙鍋燉熟吃。一次或分数次吃完。主治久泻。

（10）石榴皮二两

焙黄为末。每次五分，开水冲服，每天早晚各一次。主治久泻。

（11）酸石榴一个

連皮捣如泥，布包擰水，加紅糖少許，开水冲服。主治久泻。

（12）四神丸（市上卖的成药）

每次一包，姜湯送下，每天三次。主治五更泻。

1949

新 中 国
地 方 中 草 药
文 献 研 究
(1949—1979年)

1979

臌　胀

臌胀也称单腹胀，俗叫气臌、水臌。肚子胀大，青筋暴露，身体消瘦，脸色灰黄，經化驗可知是肝脏病变，主要是肝硬化腹水。病情非常复杂而且难治。

初起，病人先觉肚子胀、不想吃、恶心呕吐、脸色灰黄、四肢无力；慢慢身体消瘦，有的右侧肋下有硬块而且疼痛，病情变化较慢；严重的昏迷和大口吐血而致死亡。

治法：

(1) 鲫　魚五条

清燉不加盐。連湯带肉一齐吃，連服七次有效。主治水臌。

(2) 大头魚一条　芒　硝二两

大头魚約重一斤，将魚破开、洗淨，装入芒硝縫口，用白开水煮熟，吃魚喝湯，忌盐一百天。主治气臌。

（3）綠豆芽半斤　白扁豆二錢　螻　蛄二个

共搗为泥，白布擰汁，一次服完。

（4）油　朴六錢　甘　遂五錢　大　枣四两

将前二味研末，枣肉为丸如弹子大。每服一

丸，开水送下。

（5）朱　砂三錢　螻　蛄三个　甘　遂三錢

把螻蛄、甘遂置净瓦上焙黄焦，入朱砂共研

为末。分为六包，每天服一包，开水送下。

（6）玉米須一两　　水煎服。可利小便。

（7）川萆薢一两　大麦芽二两　　水煎服。

（8）大腹皮二两　馬蜂窩一个　豆　腐一斤半

加水三碗煮数沸，先吃豆腐后喝药湯。

（9）大　枣一百个　皂　刺一百个

每个枣柄处刺入一个皂刺，加水煮熟去皂

刺，吃枣飲湯。体极虛者忌服。

（10）黄青蛙一个　老紫蔻　甘　遂各三錢

青蛙去內脏，把药装入肚內，放瓦上焙焦为

面。每次三錢，一日一次。

1949

新 中 国
地 方 中 草 药
文 献 研 究
(1949—1979年)

1979

（11）旱地蛤蟆三个

用两个瓦将蛤蟆扣上，用桑柴火焙焦为面。每天一次，每次五分，黄酒冲服。

黄　疸

黄疸是指病人全身皮肤及白眼珠发黄色說的。眼珠黄皮肤不黄，是黄疸才开始。这病分急性、慢性两种。急性的，病人有发热、怕冷、骨节疼、尿象浓茶（有的发綠色）、大便灰土色、皮肤痒、鼻子出血等。慢性的，不冷烧，但是眼珠皮肤发黄、肚子胀等。

治法：

（一）急性：

（1）二　花一两　連　翘一两　茵　陈一两　栀　子三錢　大　枣五个

水煎服（微汗有效）。

（2）麻　黄一錢　連　翘一两　赤小豆五錢

· 56 ·

赤茯苓八錢　大　黄一錢　　水煎服。

（二）慢性：

（1）木　贼一把　茅　根一把　槐　豆五个

白　糖少許　　水煎服。

（2）皂　矾少許　蚕　豆不拘多少

水煮，吃豆喝湯。

（3）茵　陈五錢　生栀子三錢　生大黄二錢

水煎，二次分服。

（4）皂　矾四两　红　枣一斤

用皂矾煮枣食之，每次三至五个，日服三次。

（5）猪肉絲四两　皂　矾四两　大　枣一斤

水煮，吃枣。分四天吃完。

（6）细白面　大　枣　皂　矾

猪肉絲各二两

后三样同煮共捣，面糊为丸如黑豆大，每服五十丸，早晚服，开水送下。

（7）节节草　大　枣各适量　水煮后吃枣。

（8）茵　陈　大　枣各适量

1949

新 中 国
地 方 中 草 药
文 献 研 究
(1949—1979年)

1979

共煮，吃枣喝湯。每次十个，每日二次。

（9）針灸：

天柱　风池　肩井　肝腧　胃腧　中脘　足三里　阳綱　胆腧

手法：平补平泻。

水　肿

水肿也叫浮肿。皮肤肿胀如有水样、发亮，按压如泥。好些病都可引起水肿，如心脏有病，下肢先肿，心跳、气喘、不能平臥；腎脏有病，面部先肿，小便不利、腰疼、两眼皮肿如水泡，重的遍及全身；营养不好也可引起全身浮肿。除用单方治疗外，最好还要請医生診治。

治法：

（1）鯉　魚一条（重三至四两）　茶　叶三錢　皂　矾五分　紫皮蒜八瓣

鯉魚去鱗、去膓杂，装入药，蒸熟食之。

（2）鲤　鱼一条　冬　瓜适量

一起燉熟，吃鱼喝湯。

（3）皂　矾四两　红　糖四两　蜂　蜜四两

黄　酒四两

放一处燉化，每天三次，每次一小勺內服。

（4）白茅根一两　西瓜皮一两　玉米须一两

水煎服。

（5）玉米须一两　大腹皮一两　　水煎服。

（6）葫芦皮三錢　　水煎服。

（7）冬瓜皮四两　葶藶子一两

水煎，分四次內服，一日一次。

（8）大田螺四个　車前子五錢　大　蒜五瓣

共搗如泥，贴肚臍，用带縛紧。小便可通，

水肿可消。

（9）针灸：分为两組，可輪换使用。

①水分　气海　水道　足三里

②肺腧　三焦腧　脾腧　腎腧

手法：毫针刺，平补平泻。

· 59 ·

1949

新 中 国
地 方 中 草 药
文 献 研 究
(1949—1979年)

1979

糖 尿 病

糖尿病又叫消渴病。这种病人吃的多、喝水多、尿的也多，但是身体一直消瘦，另外病人感觉四肢无力、麻木酸痛、腰痛，男子阳萎、女子阴門痒等。經化驗，尿里可发现糖分。

治法：

（1）冰　糖四兩　猪　肉半斤　　燉熟吃。

（2）猪　蹄　　燉熟，吃肉，喝湯。

（3）芹　菜一斤

擠汁、煮沸，加白糖內服。

（4）白蘿卜汁适量

在瓦器或沙鍋內熬稠，加蜜少許，收膏。每天二次，每次半兩。

（5）冬瓜瓤适量　　不論干鲜，煮湯喝。

（6）秋　梨数个

切片，連熬数次去渣、收膏。早晚各服一

两。

(7) 玉 竹（生用）适量　　煮湯，代茶。

(8) 羊 肚适量

煮烂，空心服。肉、湯一齐吃。

(9) 玉米須适量　　煮湯，代茶。

(10) 山 药不拘量　　洗淨，煮熟或生吃。

(11) 針灸：

中脘　阴都　足三里（加灸）　三阴交
中极　八髎　膀胱腧

痹　症

痹症俗叫风湿痛、风湿性关节炎。着凉受潮，或出汗迎风，或居住的地方潮湿，都可引起这种病。

急性风湿症，初得时有的发烧、怕冷，全身关节疼痛或肿大（以胯、膝为最常見），每遇天阴下雨或刮风就发作了，有的关节发响声，成年累月痛苦很大。

1949
新 中 国
地方中草药
文 献 研 究
(1949—1979年)
1979

治法：

（1）絲瓜絡半斤　白　酒二斤

浸泡七天，去渣、喝酒。每天两次，每次一盅。

（2）木　瓜　杜　仲　小茴香各三錢

水煎服。主治腰腿疼。

（3）土蜂窩一两

水煎服。主治腿疼。

（4）牛　膝　木　瓜各适量

水煎服。主治筋骨疼。

（5）扫帚籽二两　蔴　秆二两　　水煎服。

（6）酸枣树根（去皮、心）五錢

蜈　蚣一条　黄　酒一两　紅　糖一两

前两味水煎、去渣，入糖和酒。一日分二次服。

（7）酒　糟适量

炒热，装入布袋里敷疼处；凉后再换，直至出汗。

（8）蒼耳子二两　　水煎服。

• 62 •

（9）辣椒面

冬天酒和，夏天醋和，涂患处。

（10）老鹳草一两　鸡　蛋六个

加水煮后，吃蛋喝汤。一日分三次吃完。

（11）荆条根一把　鸡　粪二两

先将鸡粪炒成炭，再把荆条煎水，二味合一处调匀，洗患处，每天两次。

（12）馬齿苋　小叶楊嫩条　地骨皮各一斤

加水六碗，煎两碗去渣、熬成膏，摊布上贴患处。每天换一次。地骨皮即枸杞根。枸杞俗称狗秋芽、甜菜芽、小紅秦椒棵等。

（13）桑树枝五錢　柳树枝五錢

水煎服，一日二次。

（14）土牛膝适量

根、茎幷用或单用，水煎，洗患肢。

（15）针灸：

肩关节疼

巨骨　肩貞　肩髃　曲池　　灸肩井、肩髃。

1949
新 中 国
地 方 中 草 药
文 献 研 究
(1949—1979年)
1979

肘关节疼

曲池　手三里　肩井　曲池透少海　　灸曲池。

腕关节疼

外关　支沟　阳池　　灸阳池、大陵。

胯关节疼

环跳　阳陵泉　风市　　用大火罐拔环跳。

膝关节疼

犊鼻　梁丘　曲泉　膝眼　　灸膝眼。

踝关节疼

悬钟　丘墟　中封　解溪（加灸）

注：凡属寒疼甚的，都可按部位加灸或拔火罐。

脑　溢　血

脑溢血俗称中风、偏瘫或半身不遂等。这种病多发生于老年人，发病之前，病人常有头晕、耳鸣、不定处出现麻木、无力等。轻的，突然发病，晕倒在地，昏

· **64** ·

迷不醒，半边身子不会动，口眼歪斜；重的，长期昏迷，喉中有痰，大小便不知道，很快就会死亡。

治法：

（1）活蝎子一个

捣烂，敷在太阳穴上，外贴膏药。

（2）生姜汁一盅　白萝卜汁三盅　明　矾一分

混合一起，燉热内服。

（3）乳　香一两　没　药一两

棉花籽仁一两半

共为细末，分两次开水冲服。

（4）蓖麻仁二钱　乳　香一钱

共捣如膏，摊布上，左歪贴左，右歪贴右。

主治口歪斜。

（5）针灸：

①中风：

忽然晕倒，不知人事。有闭症、脱症两种。

闭症：牙关紧闭，两手紧握，面色潮红，呼

1949

新 中 国
地 方 中 草 药
文 献 研 究
(1949—1979年)

1979

吸气粗，口眼歪斜，半身不遂，大小便闭。取人中、合谷、涌泉、百会、十宣等穴。

脱症：目合口张，鼻鼾，二便失禁，亦有口眼歪斜、半身不遂、汗出肢冷。

取人中，灸神阙、关元。以肢温汗止为度。

②半身不遂（中风后遗症）：上下肢一侧瘫软，不能活动。

上肢取肩髃、曲池、合谷、支沟、后溪、阳溪、肩中腧等穴；下肢取环跳、阳陵泉、悬钟、昆仑、足三里、解溪、委中、肾腧等穴。

③口眼歪斜：嘴向一侧歪，眼不能闭合，流口水。

取颊车、地仓、下关、人中、攒竹、太阳、翳风、风池、合谷。舌强者加痖门、廉泉。

头　痛

头痛，根据病因不同，分好多种，这里仅介绍一些比较常见的，如风寒、风热、风湿头痛（都是外因引起），气虚、血虚、痰浊头痛（都是内因引起），治疗方法按症状分别介绍。

一、风寒头痛：受凉、受寒引起，怕冷，每遇冷风即痛，鼻塞、不出汗等。偏于一侧的叫偏头痛。

治法：

（1）白　芷四两

研末，蜜为丸，重二钱。每次一丸，日服三次，茶水送下。

（2）荆　芥　防　风各三钱　　水煎服。

（3）白附子一两（童便炒）　殭　蚕九钱

共为细末，分六次。每日两次，黄酒冲服。

二、风热头痛：感冒风热，头痛、发烧、面红、唇干、出汗、小便黄，遇风热即痛。

治法：

（1）荆芥穗三钱　生石膏一两

1949

新 中 国
地 方 中 草 药
文 献 研 究
(1949—1979年)

1979

共研细末，每服二钱，开水送下。

（2）薄　荷三钱　生石膏二两　菊　花五钱
水煎服。

（3）蔓荆子五钱　菊　花三钱　石　膏五钱
水煎服。

注：此方可用于热性头痛，如春天得的脑膜炎、夏天中暑头痛，都可试用。若用后无效，应立即送往医院治疗。

三、风湿头痛：头痛沉重，眼不想睁；吃饭少，全身困倦无力，舌苔白厚而润。

治法：

（1）苍　术二钱　羌　活一钱半　薏苡仁五钱
水煎服。

（2）细　辛一钱　川　芎三钱　全　虫七个
水煎服。

四、气虚头痛：早起重，晚上轻，全身无力，遇劳动就重。

治法：

（1）黄　芪二两　升　麻一錢　　水煎服。

（2）灸百会、大椎。

五、血虛头痛：时重时輕，晚上最重。手足发烧，头暈，耳鳴，眼跳等。

治法：

（1）当　归　川　芎各五錢　桑　椹一两
水煎服。

（2）何首烏　野菊花　地骨皮各五錢
水煎服。

六、肝火头痛：头頂痛，头暈眼花，心煩，睡不着，每遇恼怒就痛。

治法：

（1）活蚯蚓二两　白殭蚕一两
共研細末，每服二錢，开水冲服。

（2）生白芍一两　菊　花三錢
水煎服。

七、痰浊头痛：虽痛不甚，但常痛不

・ **69** ・

1949

新　中　国
地 方 中 草 药
文 献 研 究
(1949—1979年)

1979

止，头重头晕，口吐痰水，肚胀、食少等。

治法：

（1）藁　本六錢　白　芷一两五錢甘　草八錢
川　芎一两　半　夏七錢（姜汁炒）

共为細末，每天早晚各服一錢。

（2）制南星五錢　海浮石一两

共为細面，每次一錢，日服三次，黄酒冲服。

眩　　暈

眩暈是好些病常有的一个症状。患者自觉如坐車坐船，天旋地轉，二目昏花，稍动就想摔倒。肝經有风热、腎虚、內里有痰等都会眩暈。

治法：

（1）猪　脑一个　朱　砂五分（研細）

朱砂撒在猪脑子上，荷叶包住，蒸熟食之。

（2）馬兜鈴根三錢

水煎二次，早晚各服一次。

（3）臭梧桐皮三錢　夏枯草四錢　　水煎服。

（4）蒺　藜二錢　夏枯草四錢

水煎当茶飲。

注：主治风热头眩晕。

（5）凤凰衣适量

凤凰衣即孵出小鸡的蛋壳，焙黄为面。一日二次，每次三錢，黄酒冲服。

（6）川　芎三錢　石　膏一两

共为細面，每次四錢，一日三次，开水送下。

（7）玉米須五錢　猪毛荣一两

水煎服，每日两次。

（8）活蚯蚓十条　　水煎服。

注：治高血压头晕。

（9）針灸：

三阴交　列缺　太冲

手法：留針十至二十分钟。

注：降血压作用很好。

1949

新 中 国
地 方 中 草 药
文 献 研 究
(1949—1979年)

1979

遗 精

遗精，分梦遗、滑精两种，以睡着遗出的较多。

做梦性交精液流出的叫梦遗，沒有做梦而精液自出的叫滑精。青年人在一个月内遗精一次的不算病，几天一次或天天都有的就是病了。

治法：

（1）韭菜籽一两　龙　骨三钱　桑螵蛸五钱
水煎服。也治女子白带。

（2）韭菜子一钱　核桃仁一两　　水煎服。

（3）芡　实一两　莲　须五钱　　水煎服。

（4）刺猬皮不拘量
烧成炭，研细面。每天二次，每次二钱。

（5）云　苓一两半　五倍子五钱

青　盐三钱
青盐、五倍子同炒，与云苓为面。每天早晚

空腹服二至三錢，开水送下。

（6）針灸：

①大赫　关元　气海　太溪　神門

②腎腧　志室　精宮

手法：毫針用补法，幷用艾灸。前两方隔天交替使用。

③关元　中极　三阴交　腎腧　志室

手法：用补法，幷用艾灸。

癲　癎

癲癎俗称羊羔疯，是常見的脑神經病。这种病比較难治，发作的时間长了，可使人呆傻。

发病时突然摔倒，尖叫一声，四肢强直或抽搐，口歪眼斜，口中吐沫，大小便不知道。不发病和好人一样，平常有头暈、心跳、不想吃等症状。有的几天或几十天犯一次，有的一天犯几次，有的犯时

1949

新　中　国
地 方 中 草 药
文 献 研 究
(1949—1979年)

1979

如果是在沟边、崖边、井边，危险很大，所以，要告诉病人不要到危险的地方去。

治法：

（1）魚　鰾半斤　赤　金十五张

朱　砂三錢

先将魚鰾切碎，用沙土炒焦，同赤金、朱砂共为細面。成人每次二錢，日服三次，开水送下；小儿酌减分量。

（2）胎羊羔（即血羔）一个　制南星五錢

炒半夏五錢　广木香五錢

将胎羊羔焙干，同后三样共为細面。每天一次，每次三錢，开水加黄酒冲服。

（3）啄木鳥（活的）一个

用黄胶泥包住，烧熟吃肉。

（4）猫头鷹一只　全　虫二十个（去毒針）

朱　砂一錢　白　薇一錢五分

将猫头鷹全身毛拔净、去內脏，用火焙黄，同上药共为細面。每次服五錢，开水送下，服后无反应可继續服用。

(5)馬蜂幼虫（未出窝的）不拘量

用棉油炸焦，吞服。

(6) 針灸：

肝腧　脾腧　丰隆　神門　心腧　人中

合谷

失　　眠

失眠就是成夜睡不着觉，或前半夜很难入睡。时間久了，会引起头暈、眼花、不思飲食等严重后果。思虑过度、心胸狭隘，或患神經衰弱、其他慢性病的人，都容易失眠。

治法：

酸枣仁八分至一錢

搗碎，临睡前冲服或煎服。

腹　　痛

腹痛就是我們通常所說的肚子痛，是

1949
新 中 国
地 方 中 草 药
文 献 研 究
(1949—1979年)
1979

很多病都有的一个症状。如痢疾、腹泻、肠寄生虫病、妇科病等。这里所谈的是我们平常多见的，由于伤食、寒凝而引起的腹痛。伤食腹痛是腹胀而泻，臭气异常，不想吃饭，噫气吞酸；寒凝腹痛是腹中绵绵而痛，喜用手按，身体踡卧。

除此还有一种严重的急性腹痛，痛时恶心、呕吐，烦躁、出汗，腹胀且硬，腹壁发紧，不放屁、不大便，并且呈阵发性疼痛，必须立即送到医院诊治。

治法：

(1) 食 盐半斤 炒热用布包，熨痛处。

(2) 苏 叶二钱 生 姜五钱 水煎服。

注：上二方适用于虚寒腹痛。

(3) 白胡椒五分（研末） 鸡 蛋一个
燉熟吃下。

(4) 大 葱一把 田 螺三只
共捣如泥，用酒炒热，敷在痛处。

• 76 •

144

（5）小茴香五錢　　水煎服。

注：上三方适用于气滞腹痛。

（6）神　曲一两（醋炒）　　水煎服。

注：此方适用于食积腹痛。

（7）二　丑三錢

炒焦，研末，开水冲服。

（8）鸡內金（炙酥）

研成細末，一日三次，各服一錢，开水冲下。

（9）針灸：

中脘　天枢　关元　足三里　公孙　內庭

神阙　脾腧　胃腧

手法：用泻法（重刺激），留針五分钟；神阙只灸不針。后四穴为配穴，酌情选用。

1949

新　中　国
地 方 中 草 药
文 献 研 究
(1949—1979年)

1979

外　科

闌　尾　炎

闌尾炎俗称盲腸炎，也叫腸痛。常发生于飲食不愼或剧烈劳动以后，病势很猛，如果沒有适当治疗，一两天就会化脓穿孔。

病初，先有心口下不适或疼痛，干呕、发烧等，后来疼移到小肚子右侧，疼的更加厉害，疼处发硬、发热，肚皮紧张，連右腿也不敢伸，恶心、呕吐更加重。单方治了无效，得馬上送医院。

治法：

（1）蜜二花二兩　元　参二兩　当　归二兩

公 英二两　　水煎服。

（2）皂　角二钱　松树皮五钱　　　水煎服。

（3）枳　实　甘　草　柴　胡　白　芍

赤　芍各三钱　琥珀末二钱

水煎服（琥珀另包，冲服）。

（4）粉丹皮五钱　薏苡仁一两　栝楼仁（去

油）二钱　桃　仁（去皮、尖）二十粒

水煎服。

（5）薏苡仁五钱　附　子五分　败酱草一两

水煎服。

（6）青风藤一两　　水煎服。

（7）红　藤一两　　水煎服。

（8）红　藤二两　地　丁二两　二　花二两

连　翘四钱　乳　香三钱　没　药三钱

甘　草一钱　　水煎服。

（9）针灸：

天枢　阑尾穴　阿是穴　足三里

注：阑尾穴在足三里穴下一寸。阿是穴是那疼扎那里（刺入八分，留针三十至六十分钟）。呕吐加内关。

1949

新 中 国
地 方 中 草 药
文 献 研 究
(1949—1979年)

1979

急性乳腺炎

急性乳腺炎又叫乳痈，俗称吹奶。这种病多发生在产后哺乳期，尤其以初产妇易得。由于乳头不洁净，或小儿含乳睡觉等原因引起，不注意会一次又一次发作，造成乳腺破坏，影响喂奶，痛苦也很大。

病初起寒战、高烧、全身酸痛、乳房结硬发红而且疼痛、乳汁不通、有跳痛感，久了会化脓溃破。治疗很麻烦，须趁早治疗。

治法：

（1）蒲公英五錢　忍冬藤四錢

水煎服。渣搗碎，敷患处。忍冬藤即二花秧。

（2）蒲公英一两　二　花一两

水煎，冲酒服。药渣搗烂，敷患处。

（3）桐　油　青　黛各适量　　調和涂患处。

（4）桃树細根三两　蒲公英二两

石菖蒲一两

加米飯，共搗如泥，涂患处。主治乳痈疼痛。

（5）蔥　白半斤　　搗泥，敷患处。

（6）蚯　蚓　紅糖　　共搗如泥，敷患处。

（7）蜘　蛛三个　紅　枣三个

紅枣去核，每个枣內装一蜘蛛，炒熟，以酒
送下。

（8）針灸：

风門　肩腧　肩井　膏肓　膻中　乳根
少泽　足三里　下巨虚　足临泣

痈

痈生于背部的俗称打背，生于項部的
俗称对口。它是由許多个小疖合并而成，
多見于身体虛弱、飲食不慎或受外伤的人。
起病先由局部紅肿疼痛，全身发热发冷，
甚至寒战，以后紅肿地方有許多小脓头，
周围发紅发硬，有的扩展很大，占整个頸

1949
新 中 国
地 方 中 草 药
文 献 研 究
(1949—1979年)
1979

部或背部。

治法：

（1）鲜柏皮　鸡蛋清　明　矾

先将柏皮及明矾共捣如泥，再用鸡蛋清調和敷患处。

（2）雄　黄三錢　明　矾三錢

共为細末，用水調和涂患处，每日涂二至三次。

（3）鲜天花粉（栝楼根）适量

捣碎，敷患处。

（4）土　元　冰　片各适量

共捣如泥，敷患处。

（5）蚯　蚓适量　　捣如泥，敷患处。

（6）鲜蒲公英适量

洗净、去根，捣如泥，敷患处。

（7）野菊花　槐　花各一两　　水煎服。

（8）針灸：

在病灶的上下，循經取穴，或在病灶四周取穴。

◆ 82 ◆

在上半身的，取大椎、肩井、曲池、合谷；在下半身的取委中、足三里、悬钟。以此作配穴。

疖

疖俗称疖子、白布老、白头老、火毒疙瘩或疖疮，是夏秋天常发生的皮肤病。初起局部红肿热疼，大如杏核，数日后变软发亮，顶端色白，挑破流出黄白色脓液，有的为血脓，多发于面部，有单个、有多发，这个地方好了，那里又发生，时间长了，气血虚弱，不能抗毒，故应积极治疗。预防疖子要注意皮肤卫生，长了疖子不要吃鱼虾蟹类食物。

治法：

(1) 白菊花一两　紫花地丁一两

二 花二两　　水煎服。

(2) 明　雄二钱　五灵脂二钱　血竭花二钱

1949

新 中 国
地 方 中 草 药
文 献 研 究
(1949—1979年)

1979

共研細末，黄酒冲服，黄酒調搽患处也可。

（3）野菊花（鮮的）二两　　搗烂，敷疖上。

（4）黄　芩　黄　連　黄　柏各等分

共为細末，香油調搽。

（5）二　花三錢　綠　豆五錢

生薏苡仁五錢　　水煎，代茶服。

注：此方用于破后不收口时。

（6）鸡蛋油适量　黄　柏一錢

熟鸡蛋黄炒取油，黄柏为末，調搽患处，每天一次。

注：此方适应症同上。

（7）鮮鸡蛋清　綠豆面各适量　調和涂疮面。

注：凡疮疖久不收口者均可。

（8）野生地　明　矾各适量

野生地俗称蜜蜜罐棵，药用其根。洗淨、搗如泥，明矾为末、和入，敷患处。

（9）蚯　蚓　白　糖各适量

将蚯蚓洗淨，放白糖中，待溶成水，涂患处，不拘次数。

• 84 •

（10）凤仙花适量　水煎熏洗，破口者勿用。

破 伤 风

破伤风俗叫干痂风，新生儿得的叫四六风或叫脐风，是破了皮肤弄脏伤口所得的一种外科传染病。这种细菌生存在马、牛、羊的粪里或泥土里，皮肤碰破后，用不干净的东西包扎或旧法接生，都会引起这种病。

发生在受伤后的七至十五天，病开始先觉牙关紧、脖子硬，慢慢全身都觉得发硬，很快就发生抽搐、喉咙紧、咽不下东西、背向后弯曲、发烧、出汗有臭气，病人非常难受，很快就会死亡。预防的方法是：碰破皮肤要消毒包扎、不要用泥土或不干净的布包伤，实行新法接生等。

治法：

1949

新　中　国
地方中草药
文　献　研　究
(1949—1979年)

1979

一、新生儿破伤风

（1）活蝎子两个

用布包、捣烂，貼在囟門上，見汗即愈。

（2）土蜂窩一个　秋　蝉一个　　　水煎服。

（3）蝎　尾三个　朱　砂二分　灯　心三寸

共为細面，开水冲服。

（4）蝉　蛻三分　鈎　丁　薄　荷各二分

水煎服。

二、破伤风

（1）全蜈蚣三分　元　寸三分

共为細面，擦牙上。

（2）雄　黄　白　芷各等分　　　酒煎服。

（3）蝉　蛻（去头）五錢　好　酒一碗

蝉蛻研面，酒热入药飲之。

（4）蝉　蛻四两　汾　酒四两

药烧灰存性，酒冲服。

（5）蝉　蛻七个　殭　蚕七个

共为細面，黄酒冲服。

（6）五虎追风散

全　虫二錢　殭　蚕三錢　南　星一錢

蝉　蜕五錢　蜈　蚣二条　黄　酒二两

朱　砂一錢　　水煎服，大便干加大黄二錢。

（7）针灸：

①十指去甲一分处

手法：三棱針或做活用的大針，以点刺出血为度，病情重的八个小时可再刺一次，刺后病人安靜入睡，不可惊动。

②百会　风府　瘂門　风池　印堂　頰車

下关　大椎　命門　长强　曲池　合谷　足三里

委中　承山　大冲　阳陵泉

注：酌情选用，均不留針。

加減：

①窒息，可取水沟、兑端、少商、涌泉。

②心力衰竭，取内关、太冲、神門。

注：以上两法，可以配合使用，并且配合五虎追风散内服，疗效甚好。

1949

新 中 国
地方中草药
文 献 研 究
(1949—1979年)

1979

丹　毒

丹毒又叫赤游风、流火，是急性皮肤病。全身都会发生，但以脸、頸、胸部最多。輕微的皮肤损伤、飲酒或身体衰弱都可以得，春秋季节較多。

开始头痛、全身不适、寒战、高烧、皮肤起少数紅疹，很快就扩散成一片，色鮮紅，发热、烫手、肿胀而疼如火烧。

治法：

（1）蟾　酥三分　銀　朱一錢

蝸　牛十二个

共研細末，用香油調搽。

（2）蝉　蜕二錢　蒲公英五錢　地　丁二錢

二　花五錢　　水煎服。

（3）馬齿莧四两　明　矾一两

搗如泥，敷患处。

（4）土　元五錢　冰　片五分　鸡蛋清适量

将土元捣如泥，加入冰片，用鸡蛋清调和，敷患处。

（5）大葱白　冰　片

大葱白煮熟、捣烂，将冰片研末撒患处，葱白盖在上面。

（6）黄　豆　明　矾

黄豆用开水浸泡后，同明矾共捣如泥，敷患处。

（7）大青叶（鲜的）

捣如泥，敷患处。

（8）针灸：根据病的部位不同取穴。

①面、颈部，取合谷、曲池、列缺。

②胸、腹部，取足三里、三阴交。

淋巴腺结核

淋巴腺结核又叫瘰疬，俗称老鼠疮，也是结核菌引起的病症，有的和肺痨很有关系。

1949

新 中 国
地方中草药
文 献 研 究
(1949—1979年)

1979

初起在脖子的筋附近或者在下巴下面两侧摸着有筋疙瘩，一个一个互相分离，推推可动，按着不痛，慢慢肿大、变硬，破烂时流出脓水、不好长口，有的病人发烧。

治法：

（1）夏枯草一两　蒲公英四錢　二　花四錢　全当归四錢　昆　布二錢　海　藻二錢

水煎服。气虚加党参，血虚加当归身，气滞加青皮。

（2）鸡　蛋一个　全　虫一个

鸡蛋一头开个小洞，把全虫研面装入，用紙贴口蒸熟，一天吃三次，連吃二十天。

（3）烏梢蛇　穿山甲　紅　花各三錢

烏梢蛇炒至青黑烟出为度，山甲以香油炸焦，三味共研細末。每次服一錢半，每天早飯后服一次，初服出汗，再服即不出。小儿减半。

禁忌：腥葷辣冷食及鸡、牛、羊肉和綠豆等

· 90 ·

物。

（4）乳 香一錢 全 虫一个 核 桃一个

将乳香、全虫为面，装入核桃中，用蔴缠紧，火烧存性，共研为末，黄酒冲服，忌生冷辣物及小麦面半月。

（5）猫爪草三錢 鸡 蛋一个

同煮，吃鸡蛋。早晚各一次，另用夏枯草、猫爪草熬膏，贴患处。

（6）白楊叶（即大楊叶）适量

用鲜楊叶在鍋內煮，去渣，熬成膏摊布上，贴患处。五至七天换一次，以消为度。

（7）独脚蓮根 搗烂如泥，敷患处。

（8）鲜生半夏一两 鲜夏枯草二两

共搗成膏，用白布摊好，贴患处。夜贴白天去掉，隔夜换一次。

（9）针灸：用手揑住疙瘩用针刺。

烫 伤

热水、热飯、热油、热气损伤皮肤或

1949

新 中 国
地方中草药
文 献 研 究
(1949—1979年)

1979

肌肉的都叫烫伤。輕的皮肤发紅或紅斑，再重一些可发生水泡，更重的皮肤肌肉都受损伤，而且潰烂化脓，面积过大会有生命危险。伤后要保持伤处清洁，伤势太重要到附近医院去治。

治法：

（1）陈石灰（研面）　香　油　鸡蛋清各适量

共合一处，調匀，抹伤处。

（2）生石灰适量　香　油少許

石灰泡水中澄清倒出清水，加入香油攪拌后涂于伤处。

（3）黑地榆四两　猪　毛一两半　冰　片一分

猪毛烧灰，同地榆、冰片共研细面，将患处水泡挑破出水，干面撒患处。若伤处干燥，可用香油和药面抹患处。

（4）冬瓜皮适量

烧焦、研面，撒伤处。

（5）獾　油　　抹烧烫伤处，一日数次。

☙ 92 ❧

（6）大　黄—两　寒水石五錢

共研細面，香油調搽。

（7）紫　草六两　猪板油—斤

猪油将紫草炸焦枯、去渣，搽伤处。

（8）生熟石膏　儿　茶　輕　粉各等分

共为細末，香油調搽。

（9）槐树皮　松树皮　枣树皮

风化石灰各等分

共炒焦、研面，香油調搽。

（10）香　油　鸡蛋清　生蜂蜜各等分

共合調匀，涂抹患处。

（11）老白菜叶　　焙干、研面，香油調搽。

冻　伤

冻伤是一种冬季多发病,常見于手足、鼻尖、面頰、耳朵等处。冻伤初起疼痛，皮肤发白，以后可浮肿变紅、发痒、麻木，严重的发生水泡，疼痛加重，甚至变紫、

1949

新 中 国
地 方 中 草 药
文 献 研 究
(1949—1979年)

1979

变黑形成溃疡，有时会引起寒战、发烧、恶心、呕吐等。

治法：

（1）經霜辣椒棵二两

水煎浓液，洗患处。

（2）干茄子棵四两　辣　椒三个

合煎，熏洗患处，每日一次。

（3）茄子根　冬瓜皮各等分

水煎，洗患处。已溃烂者勿用。

（4）棉　籽适量

水煎，洗冻伤处。

（5）辣　椒二錢　白　酒二两

浸一周，用棉花蘸擦患处，每日三次。

（6）經霜梧桐叶适量

水煎洗，每晚一次。預防冻伤。

（7）樱桃树根适量　　水煎，洗患处。

（8）樱　桃　白　酒各适量

樱桃浸入白酒內，初冬涂易冻处，并用手反

• 94 •

复摩搓，可以预防冻伤。

（9）橄榄核烧灰存性适量　轻　粉少許

共为細末，香油調涂患处。

小 便 肿 痛

这种病多发生于小儿，因玩弄小便感染尿道炎，小便不利，服用下方有效。

（1）看谷老　旧草帽瓣各适量

水煎服。看谷老即谷子白发病穗。

（2）鲜芦根—两　綠　豆—两

水煎，当茶喝。

（3）霜桑叶—把　水煎服。

（4）茅　花—把

水煎服。茅花即茅草穗，俗称茅茅纓。

（5）小麦秆—把　　烧灰，开水冲服。

疝　气

疝气又叫偏墜，俗称气蛋，是男子常

1949

新 中 国
地 方 中 草 药
文 献 研 究
(1949—1979年)

1979

見的疾病，妇女很少发生。凡是体力劳动过重，經常咳嗽，大便干結的，很容易得这种病，有的小孩生下来不久由于經常啼哭也容易得此病。

得了这种病，除阴囊胀大外，并有下墜的感觉，如果躺下或用手托回时，腹腔中常发出咕噜的声音。一般沒有什么危险，如果下来不能上去，病人腹疼难忍，恶心呕吐，需要赶快治疗。

治法：

（1）甘　草—两　小茴香五錢

焙黄、研末，每次五錢，黄酒調服，并以火罐拔神闕穴。

（2）荔　核—两

盐水炒黄、为末，黄酒冲服，使出些汗。

（3）全栝楼—个　香　橼三錢　茴　香三錢广木香三錢

共为細末，作四次服。早晚飯前空腹服，黄

酒送下。

注：此方治偏墜初起。

（4）川楝子　小　茴　荔　核

橘　核各二两

共为細面，每服一錢，开水送下。

（5）針灸：

关元　三阴交　大敦　气冲　归来　太冲

痔　疮

痔疮分內痔外痔两种，是很常見的疾病，俗話說："十人九痔"。

外痔在肛門口外边，有一个或几个大如指头、小如玉米的肉瘤，平时有些发痒；內痔在肛門里边，重的可以脱出到肛門外边。不論內痔和外痔，破烂时都会有流血疼痛，大便干或衣物摩擦都会加重，严重时应作手术切除。

治法：

1949

新 中 国
地方中草药
文 献 研 究
(1949—1979年)

1979

（1）海螵蛸（去皮、甲）三錢

研极細末，用蔴油調成膏，以鸡翎蘸搽，一日数次，以愈为度。

注：此方适应于新久痔肿、痔疮。

（2）葱（带須）二斤

水煮入瓮內，使病人坐其上熏之。

注：此方适应于痔疮脱出，其疼难忍。

（3）蒼耳根不拘多少

洗淨，水煎，趁热倒入瓮內，使患者坐上熏患部；待溫，再以水洗之，連洗数次。

注：此方适应于外痔肿疼。

（4）馬齿莧四两　瓦　松四两　芒　硝二錢

水煎、熏洗。芒硝别名皮硝、朴硝、消石。

注：此方适应于痔疮肿疼。

（5）田　螺一只

将螺盖揭起，入冰片少許，再将盖盖好，几日后，田螺肉化成水，用之搽患处。

（6）干癩蛤蟆一个　大　黃二两

煎水，装瓦罐內，使患者坐上熏，出汗为

· 98 ·

度。

（7）蚯 蚓不拘多少

焙干、研末，上痔处。

（8）猪大腸头一个 赤小豆二两

赤小豆装入猪大腸头内，用綫扎着，煮熟食之。

瘻 疮

經常蹲坐或騎車子、騎馬的人，肛門周围的皮肤不断受到摩擦都容易发生瘻疮。

本病初起是在肛門四周发生一个脓泡，疼得厉害，几天后自行破烂，排出脓水就好了；好了又破，破了又好，反复发生，时间长了就形成了管子，經常流脓水，长年不愈。

治法：

（1）二 花三两 甘 草一两

水煎服。服后用药渣加明矾三錢煎湯熏洗。

1949
新　中　国
地 方 中 草 药
文 献 研 究
(1949—1979年)
1979

（2）馬蜂窩一錢　蜣　螂一錢半　壁虎尾一錢

上三味药火煨存性，研为細末，用米飯搗和，搓如細香条状或如細綫。阴干，插入管中，外盖膏药，管化成脓排出即愈。馬蜂即黃蜂；蜣螂俗称推粪虫、屎克郎、官官娘；壁虎俗称蝎虎。

（3）鵝管石四两　棉籽餅一斤

放紙上置于鍋中，下垫細砂，焙黄、研为細末。飯前服一錢，每日三次。

（4）馬齒莧不拘多少　明　矾少許

上药共搗烂，加水煮沸，倒罐內，肛門对准罐口乘热熏之，一日三次。

脫　肛

脫肛俗称掉迭肚，是小孩及老人較常見的病，青壮年也会发生。一般說，身体瘦弱，营养缺乏，妇女多产，长期大便干結或泻肚子等原因，都会引起这种病。

这种病有輕重的不同，开始常感到大

便时肛门部有东西向外脱出，大便后自行缩回，若病情继续发展，脱出较大就不能自己缩回，严重的不仅在大便时脱出，就是咳嗽、打喷嚏、走路也会脱出，而且不易收回，时间久了就会造成脱出部分溃烂出血。

治法：

（1）五倍子三錢　石榴皮五錢　明　矾三錢

水煎，洗患处。

（2）明　矾二錢　龙　骨二錢　赤石脂一錢

共研細末，撒在肛门上。如病久可先用明矾水洗，中气虚弱者可配服补中益气丸。

（3）生訶子　龙骨　五倍子　赤石脂各一錢

共研細末，将药面撒在荷叶上再托肛门上去。

（4）枣树皮（土炒）　石榴皮各适量

明　矾少許　共研細末，撒肛门上。

（5）針灸：

长强　环肛

1949
新 中 国
地 方 中 草 药
文 献 研 究
(1949—1979年)
1979

外 伤 出 血

在生活劳动中一不小心，都可发生碰伤、刺伤、割伤等，重的会发生大出血、骨折、昏迷、內脏破裂穿孔，要立即送医院救治；輕的，先注意清洁伤口，并且要包扎，絕不可用泥土、面粉、扑粉去止血或用旧布、脏花套子去擦，这样很危险。如果出血不止，先用带子綁住或捏住伤口以上的肢体止血，然后包扎伤口。

治法：

（1）烟叶适量　　烧成灰，掩在出血处。

（2）百草霜适量

撒在伤处能止血。百草霜俗称鍋脸灰，即柴草燃烧后附着灶門上的烟灰。

（3）猪苦胆　石灰面

将生石灰面装在苦胆里备用，伤时，倒出石灰、研面，撒伤处能止血。

● 102 ●

（4）煅龙骨粉　　研极细面，撒伤处止血。

（5）小　蓟（鲜的）　红　糖

将小蓟捣汁，和红糖内服，可治鼻子出血。小蓟俗称七七芽、刺刺芽或刺脚芽。

蝎　子　螫

治法：

（1）巴豆十个

放火内烧透，放在蝎子螫处，用膏药贴住。

（2）大蒜不拘多少　　捣如泥，敷患处。

（3）鲜葡萄枝

切为数段，用流出的汁涂患处。

（4）猫眼草汁　甘　油

猫眼草汁与甘油调和，点患处。

（5）烟　油

将旱烟袋杆内油取出搽患处。

（6）花　椒　好　醋各少许

花椒研为细末，加醋调，涂患处。

（7）半　夏　明　雄各等分　鲜猫眼草适量

• 103 •

1949

新 中 国
地 方 中 草 药
文 献 研 究
(1949—1979年)

1979

半夏、明雄共研細面，調匀，用猫眼草的汁拌药面，調成膏涂之。

（8）蝸　牛三个　　搗碎，敷患处。

（9）煤　油　碱　面各等分

煤油調碱面，抹伤处。

（10）黄　蜡　猫眼草等分

猫眼草晒干、为末，黄蜡熔化，共为小丸，用时以水溶化药丸一二粒，涂患处。并治蜂螫。

馬　蜂　螫

治法：

（1）紅土少許　　和水調匀，涂患处。

（2）絲瓜叶不拘多少　　搗如泥，涂患处。

蜈　蚣　咬　伤

（1）桑树白汁　人耳屎各等分

鲜桑树枝切断流出的汁，再取人耳屎为末調匀搽伤处。

（2）鉄銹末　好　醋等量

鉄銹放入小杯內，再加好醋，然后用鴨毛蘸液抹患处。

（3）破旧雨伞紙

烧炭、研戌細末，和香油敷患处。

狂 犬 咬 伤

治法：

（1）馬錢子七个

水泡、去壳，用香油炸成深黑色，埋土中一夜取出搗烂，一次服下。馬錢子也叫番木鱉。

注：此葯有毒，慎用。

（2）桑树汁

鲜桑树枝切断、取汁，涂伤处。

（3）山慈菇　生杏仁　生地榆各等分

共搗如泥，敷伤患。

（4）韭菜汁

生韭菜搗烂，用白布包住取汁服之。

注：此方适应于疯狗咬伤。

1949

新 中 国
地 方 中 草 药
文 献 研 究
(1949—1979年)

1979

（5）白胡椒十至二十粒

为細末，敷伤处，外貼无毒膏药。

注：此方适应于猴咬伤。

毒 蛇 咬 伤

治法：

（1）香 椿一把 明 矾五錢 瓦 松五錢

南 瓜一个（約二斤的嫩南瓜）

共搗如泥，敷咬伤处。

注：本方治土布袋蛇咬伤。

（2）鮮蒲公英五两

用一两煎湯服，另用四两搗如泥，涂咬伤处。

（3）蟾 酥不拘多少

研細末，以本人唾沫調勻，敷伤处。

注：此方适应于痛不可忍。

禁忌：忌食辛辣有刺激性食物。

（4）蒼耳子（干鮮均可）二两

水煎服。再用蒼耳子煎水，洗患处。

（5）馬齿莧 烟 油各等分

共为一处捣如泥，敷伤处。

（6）雄 黄 枯 矾各等分

共为細末，先用姜湯洗淨患处，以清茶汁調
药搽患处。

注：此方适应于肿疼、破裂流水。

（7）雄 黄 明 矾各等分

共为細末，外敷伤处，幷用黄酒送服一錢，
发汗。

（8）大蜘蛛一个 馬錢子一个 耳 尿少許
人乳汁少許 捣烂、調匀，敷患处。

（9）独 蒜一至二个

切片、盖伤处，艾炷灸七壮，疼止为度。

（10）泥鰍头六个 捣烂、敷伤口边緣。

注：禁止吃鸡、魚、鹅等肉类。

1949

新 中 国
地 方 中 草 药
文 献 研 究
(1949—1979年)

1979

皮　肤　科

头　癣

头癣俗称秃疮、鬎鬁头，是由一种癣菌引起的皮肤传染病，儿童发病较多，头癣病人用过的理发工具、帽子、枕头等，都是传染媒介。

秃疮开始，头皮上发生大小不等的黄色癣痂，中间凹陷，如碟子状，有老鼠尿的臭味，骚痒难忍，如揭去黄痂，下边是黄色疮面，流出黄水结成斑片，头发脆而易断，日久头发脱落而形成秃疮。

治法：

（1）白头翁　百草霜各等分

· 108 ·

共为細末，以凡士林調和成膏。

先将头上的白皮用开水洗去，然后擦药，每日一次，待头皮变青方可停药。

(2)苦楝花不拘多少

研为細末，用鮮肉湯和白酒調糊涂患处。

(3)馬蜂窩 明 矾不拘多少

明矾研为細末，装入馬蜂窩孔內，填平为度，放在新瓦上焙焦（存性），为細面。芝麻油調糊，擦头部。

(4)皂 矾三两

放在用紅胶泥捏的窩內，置炭火上烧至皂矾变为白色，取出用生芝麻油調糊、擦头部，每天或隔天一次。换药时将头部以溫开水洗淨。

(5)独 蒜十五枚

去皮搗糊，用机器油調和，擦头部，十余次有效，幷有生发止痒的作用。

(6)石 花四两

放在沙鍋內炒至黑黄色，研为細末，香油調糊，擦头部，一天一次。

1949

新 中 国
地 方 中 草 药
文 献 研 究
(1949—1979年)

1979

（7）鲜核桃青皮

捣如糊状，用开水将头洗净再涂药。

（8）杨　穗十斤

加水二十斤，熬四小时去渣、澄清，再熬浓缩膏，涂患处。

（9）木槿皮一钱　高粱酒四两

浸泡二三日、去渣，擦洗患处，日数次。若加二三钱水杨酸，效果更好。

牛　皮　癣

初起为点状棕红色斑疹，或稍凸出皮肤的丘疹，上面盖有白屑，慢慢向四周扩展，互相汇合成大片，搔之甚痒，鳞屑脱去后有小出血点，时间长了就象牛领上的皮，硬而且厚，呈白色，顽固难治。

治法：

（1）皂角刺一至二斤

捣烂加水熬好去渣，再入好醋浓缩成膏。把

癣皮刺破，敷上药膏，使水流完后再敷十天。

（2）斑蝥四分　生半夏一錢

共为細末，鸡蛋油拌涂患处。

（3）皂　矾　生　姜各适量

皂矾炒成块，研为細末。将生姜切片，蘸药擦患处，至无疼为度。

（4）斑　蝥一个　甘　逐一錢

共为細末，用醋調糊敷患处。

禁忌：发物、肉食。

（5）砒　霜半斤　硫　黄一斤

共为細末，放铁锅內，瓷碗覆盖，盐泥封固置炭火上，先用小火、后用大火，約烧三至四小时，放地上冷却后，瓷碗內有黄色牙霜，即是烟硫，再用凡士林膏六两熬开，加入上药即成烟硫膏。敷患处，一天一次。

脚　癣

脚癣俗称脚气或脚湿气。常在第四与第五足趾間发生，初起骚痒难忍，抓破后

·111·

1949

新 中 国
地 方 中 草 药
文 献 研 究
(1949—1979年)

1979

潮湿流水，有的脱皮糜烂，疼痛难以行走，或者干燥裂纹。

治法：

（1）枯　矾　明　矾各等分

共为细末，加冰片少许研匀撒患处。

（2）霜杨叶一斤　　水煎，洗脚。

（3）明　矾三两　　煎水，洗患处。

（4）当　归　川　芎　细　辛各等分

共为细末，放在袜筒内。

注：并能作预防用。

（5）凤仙花一把　枯　矾少许

共捣如泥，涂患处，包扎紧，三日后再看。凤仙花俗称指甲草、小桃红。

（6）轻　粉　硫　黄　胆　矾各等分

共为细末，撒脚缝湿痒处。

（7）鲜希签草不拘多少

捣烂，贴患处。希签草有些地方叫鬼圪针。

（8）海螵蛸　人中白各等分

• 112 •

共研細末，麻油調涂患处，每日换药一次。

黄 水 疮

黄水疮又叫脓疱疮。先在皮上出現小紅斑，很快就变成大小不等的水泡，周围皮肤发紅，开始水泡內液体清亮，以后慢慢变成浅黄色脓液，水泡如被抓破，常有黄水流出，結成黄色厚痂。黄水疮一般多发生在面部、脖子和手足等处。

治法：

（1）椿树籽二錢

研为細末，香油調和，涂患处。

（2）鸡蛋黄油适量

取熟蛋黄炼油，擦患处，日三次。

（3）柳条白皮适量

鲜柳条去青皮取白皮，焙黄、为末，香油調和，涂患处。

（4）蚕 茧 明 矾各等分

1949

新 中 国
地 方 中 草 药
文 献 研 究
(1949—1979年)

1979

明矾装入茧內，置新瓦上焙枯、为末，撒患处。

（5）石榴树叶适量

炒黄，为末，香油調和，涂患处。

（6）羊　腸适量

焙干、为末，香油調和，涂患处。

（7）杏　仁适量

杏仁放在烧热的切菜刀上磨出油，擦患处。

（8）明　矾　官　粉各等分

明矾放在瓷片內溶化，加入官粉攪匀，煆至枯为度，研細末，香油調和，涂患处。

（9）蒼耳子一两　血余炭五錢

共为細末，香油調，涂患处。血余炭即头发烧成的灰。

（10）地骨皮适量

洗净、焙干、研末，干撒疮口或香油調敷。

（11）蓖麻仁若干

捣如泥，敷患处。蓖麻俗称大麻子。

（12）野菊花一把

全草煎浓汁，洗患处。

（13）鸡蛋油适量　松花粉一錢　炉甘石一錢

調敷患处。未化脓者用此方更好。

（14）槐　米　猪板油各适量

槐米焙黄、研末，猪板油炼化、去渣，共調成膏，涂患处。

（15）蒼耳子楝不枸量

剪碎，水煎数沸、去渣，继續煎熬成膏，敷患处。

（16）綠豆粉欠一兩　蜂　蜜三錢　醋一酒杯

粉欠炒灰黑色，共調成膏、摊紙上，貼患处。潰破流脓者，中留一小孔排脓。

臁　疮

臁疮常发生于下腿，病初起为泡疹，数天后破裂結成暗褐色厚痂，痂干变硬与边緣粘連很紧，不容易剝下，如果把痂皮去掉，常見边緣高起的潰瘍面。久治不

1949

新　中　国
地 方 中 草 药
文　献　研　究
(1949—1979年)

1979

愈，有人叫它頑固性潰瘍。

治法：

（1）銅　　綠　　黃　　丹　　銀　朱各三錢
猪脂油三两

共搗如泥。先用白开水把疮面洗净，再将药
膏摊棉紙或净布上貼患处。两天换药一次。

（2）鲜茰麻叶一张

洗净，輕輕揉搓，变軟为度，随貼患处；第
一张干后，不需揭去再貼第二张。

（3）驴蹄甲三两

将驴蹄片放在沙內炒黃，研为細末，以香油
調糊，涂患处。本品毒性大，用时愼重。

（4）斑　　蝥一两

瓦上焙黃，研为細末，加入好醋調成糊，涂
患处。本品毒性大，用时愼重。

（5）鲜馬齿莧一大把

清水洗净搗如泥，敷患处。一天两次。

（6）白蘿卜

搗如泥，用开水洗净疮面，敷患处。一日换

药一次。

（7）大　葱半斤　花　椒五钱　蜂　蜜四两

花椒研为细面，与大葱共捣如泥，加蜜调匀，敷患处。

（8）百草霜二两　鸡蛋清一个　香　油一两

三味和匀，用桐油纸一张刺孔，另用一张盖住，制成夹纸膏。

将有孔一面贴疮上，纱布扎住，发痒时不要揭开，二十天可愈。

注：此方除治下肢臁疮外，并治各种溃疡。

（9）寒水石　炉甘石　桑白皮各等分

共为细末，凡士林调膏，敷患处。

（10）生绿豆适量

研为细末，用桐油调和成膏，摊布上，贴患处。五至六天换药一次。

（11）白杨树叶适量

应采一年枝长出的新叶，用手打数十下，使叶变软，以背面贴患处。

（12）牛胎盘（即牛衣胞）一个

1949

新 中 国
地 方 中 草 药
文 献 研 究
(1949—1979年)

1979

焙干、研为极細末，撒患处。一日撒药一次。

注：用菜油混合还可治疗禿疮。

（13）銅　灰适量

取銅匠化銅的銅灰研为細末，香油調糊，涂患处。

（14）薄軟鉛皮一块

将鉛皮磨平擦净、消毒，用溫开水洗净患处，将鉛皮覆盖疮面包扎之。每日洗換一次。

注：第二次換时如用原鉛皮需再次消毒。

（15）胆　矾五錢　香　油二两

用銅勺将油、矾熬开后，再用十张桑皮紙（大小根据疮面而定）放油內熬干为度。十层药紙全部敷在疮面上、扎好，每日将靠疮面的紙揭去一层，十日如不愈，可照此法再贴一次。

疣　痣

疣是高出皮肤的贅物，俗称刺瘊；痣是高出皮肤的斑痣，群众把它叫做記，有的生来就有，多发于面部，颜色有粉红、褐、黑，其形状大小不等。

治法：

(1) 生石灰　　放疣部按摩。

(2) 蜈　蚣　　研粉，生香油調，敷疣部。

(3) 鴉胆子　　去壳、打碎，泡酒涂疣部。

(4) 蓖麻仁　　一日数次擦疣部。

(5) 生石膏　　为細末，醋調糊，涂疣部。

(6) 石　灰一盏　糯　米十粒

石灰調糊，米入糊中，半露灰外，經一夜，米色变亮，用消毒針挑出糯米放痣上，半日即脱，疤痕避水三天即愈。

(7) 生石灰二錢　鴉胆子一錢

共为細末，撒患处少許，以手按摩。每日一至三次，三五日見效。

风　疹

风疹也叫风疙瘩、风刺，大多是由外受风寒、肚子里有虫、慢性胃腸病、月經

1949

新 中 国
地 方 中 草 药
文 献 研 究
(1949—1979年)

1979

不調等引起，或遇見生漆也可以引起。

这种病很頑固，每遇到气候变化、早晚穿脱衣服、冷水洗澡、消化不好等都会发作，发时皮肤痒，稍抓就出疙瘩，越抓越多，成块成条，色紅而大，有的一会就可消失。

治法：

（1）地肤子一两

水煎內服、外熏洗都可。地肤子即扫帚籽。

（2）冰　糖四两

放碗內加水至大半碗，置籠上蒸化后飲之。

（3）紫　草二錢　　冲开水当茶。

（4）野菊花一两　　水煎服。連服三五天。

（5）蝉　蜕半斤

共研細末，炼蜜为丸，每丸三錢，每日早晚各服一丸。

（6）威灵仙三錢　荆　芥二錢

水煎，一日分三次服完。

・120・

（7）丹　参三錢　蒺　藜三錢　蒼耳子三錢
水煎服。

（8）菊　花五錢　蝉　蜕五錢　枳　实三錢
大　黄二錢　　水煎服。

注：用于內有积热、外受风寒。

（9）殭　蚕五錢
加水一碗，煎成半碗內服。

（10）白蘚皮　百　部各一兩　酒四兩
共合一处，浸泡七天，搓擦痒处。

痱　子

痱子在夏天最常見，一般为紅色小丘
疹，有的为白色密集的小水泡，自觉灼热
刺痒。好发于手背、肘窝、脖子、胸背和
小儿的头、臀部。

治法：

（1）綠豆粉　飞滑石各等分
共研为細末，用消毒棉蘸扑患处。

1949
新中国
地方中草药
文献研究
(1949—1979年)
1979

（2）苦　参四两　石菖蒲二两

煎汤洗浴。

（3）西滑石不拘多少

用棉花蘸粉扑患处。

（4）官　粉不拘多少

用棉花蘸粉扑患处。

（5）麦糠水

用淘麦糠之废水洗浴。

鸡　眼

鸡眼多发生于脚部长期摩擦和挤压的地方，如脚底板、脚指头上，好象一只钉子刺在肉里，走起路来疼痛得很。

治法：

（1）蜈　蚣一条

焙焦为末，把患处洗净，刮去硬皮，涂药三至四次即愈。

（2）乌　梅五个　食　盐二钱

放杯內加水泡一天，取烏梅肉加醋研成膏。将鸡眼硬皮刮掉，涂软膏后包好，每天换一次。

（3）猫眼草白汁

鸡眼处消毒，刮皮微見血，点于鸡眼上，一天三次。

（4）鸦胆子（去皮）

用火焙黄、捣碎，鸡眼洗淨放上药面包好。两天换一次。

（5）黄　丹

患处消毒，周围皮肤用胶布保护，鸡眼上抹药包好。七天换一次。

绣　球　风

绣球风又叫阴囊风或阴囊湿疹，主要症状是剧烈骚痒，夜晚加重；其次是皮肤流水、脱皮。在日常所見的有两种情况，一种是初起皮肤淡紅或暗紅，表面糜烂，有黄水流出，浸湿衣裤，有时皮肤表面有

1949

新 中 国
地 方 中 草 药
文 献 研 究
(1949—1979年)

1979

軟痂；另一种皮肤表面有小片鳞屑，結成灰褐色痂皮，皮肤慢慢变厚变粗。

治法：

（1）透骨草五两　大　葱一两　艾　叶一两

水煎，熏洗。

（2）鸡蛋油适量

鸡蛋煮熟去蛋白，用蛋黄炸取油，擦患处。

（3）当　归一两　浮萍草一两

水煎，熏洗。

（4）蛇床子一两　苏　叶一两

水煎，熏洗。

（5）五倍子五錢　松罗茶五錢

先将五倍子研为細末，用茶叶煎浓汁調糊，涂患处。

（6）黄　柏　石菖蒲各等分

共为細末，撒患处。

（7）炉甘石（火煆，水飞）　海螵蛸

硼砂各等分　　共研为細末，撒患处。

• 124 •

（8）蛇床子　土槿皮各等分

水煎，熏洗患处。

（9）榆树皮适量

研为細末，每天撒药一二次。

（10）芒　硝　枯　矾各等分

共为細末，撒患处。

梅　毒

梅毒是旧社会遗留下来的一种性病，现在已基本絕迹。

病起时，在男子的阴茎头上或女子的阴唇上发生硬結，表面潰烂，久不收口。同时在大腿根处的筋上发生疙瘩，破了俗称魚口，后来慢慢全身出紅色疹子，犹如米粒，自觉头痛、无力、不思飲食、发烧等。时间长了，发生牙齿脱落、鼻梁塌陷等，如不及时治愈，它会一代一代地传給

1949

新 中 国
地 方 中 草 药
文 献 研 究
(1949—1979年)

1979

子孙，害处很大。

治法：

（1）銅　綠一两　黃　丹二两　輕　粉五錢

共研細末，用桐油調敷，每天三次。

（2）大　黃七錢　砒　霜三錢

共为細末，水和成丸，白面为衣，烧煨存性，放地上冷后研細末。白开水将患处洗凈，撒药面即可。

（3）密陀僧五錢

研为极細面，生桐油調敷患处，另用全蝎七个，焙黃、研面，白水冲服。

注：此方适应于魚口未潰之时。

（4）二　花　土茯苓

用开水泡，代茶內服，常喝有效。

注：服葯期间，忌食醋及茶叶。

（5）輕　粉一錢　枯　矾一錢　冰　片一錢

銀　灰一两　　共研极細面，涂患处。

注：銀灰是化銀余的渣。

（6）凤凰衣一錢　黃　丹一錢　輕　粉一錢

凤凰衣焙黄与后二味为极細末，蛋清調敷。

（7）杏　仁一两　輕　粉八分　明　雄一分

杏仁搗烂，草紙包压去油，同后二味共研細末。湿者干撒，干者猪胆汁調敷。

（8）土茯苓不拘多少

加水熬膏，涂患处。每日服三次，每次一調羹。

1949

新　中　国
地 方 中 草 药
文　献　研　究
(1949—1979年)

1979

妇　科

白　带

　　白带是妇女常见的 病 症，俗 話 說：
"十女九带"。引起白带的原因很多，如阴
道滴虫、阴道或子宫颈发炎、房事不洁或
不节，劳累过度、脾胃受伤等。一般說病
情輕的，对人妨害不大。如果白带的数量
过多，时間过久，会发生全身无力、头昏
脑胀、面色蒼黄、精神不振、腰酸痛，有
的小便次数增多，阴道疼痛以致影响工作
和劳动。

　　治法：

　　（1）白鸡冠花　黄　酒各适量

水煎服。第一次出汗，以后即不出汗。

（2）黑　豆一两　白果仁十个　红　枣十个

水煎服。服药后将白果仁、红枣食之。

（3）棉花籽一两（炒焦存性）　梧桐子三錢

（炒焦存性）

共为細面，空心服三錢，黄酒送下。

（4）蒼　朮一两　車前子一两

水煎，紅糖少許冲服。

（5）槐　花一两　牡蠣粉一两

共为細面，每服三錢，黄酒冲服。

（6）金英子四两　烏骨鸡一只

将鸡肚剖开、去腸肚、洗净，再把金英子装
入，煮熟食之。

阴　痒

妇女阴道內或外阴部騷痒，就叫阴痒
病。这种病很頑固，由于严重刺痒，可使
人坐臥不宁，心里煩躁。

1949

新 中 国
地 方 中 草 药
文 献 研 究
(1949—1979年)

1979

治法：

（1）蛇床子（炒）三錢　青盐（炒）三錢

共研細面。用消毒紗布縫一小袋，将药面入內，在每晚睡时塞入阴道內，早起取出。連續用三至十次。

（2）蛇床子一兩　花　椒一兩　狼　毒一兩
明　矾一兩　　水煎，熏洗。

（3）針灸：

足三里　三阴交　关元　环跳　委中
曲池　血海　气海

手法：平补平泻，可留針十至十五分钟。

痛　經

行經期間或經期前后数日內，小腹及腰部疼痛，严重的疼不能忍。有此病的妇女，每次月經来潮时，都会出現上述症状。

治法：

（1）紅　花三錢　　水煎，冲紅糖內服。

（2）紅　花三錢　黑　豆二两　黃　酒二两
紅　糖一两　　水煎紅花、黑豆，冲酒、糖服。

（3）紅　糖　生　姜　黃　酒

生姜以水煮沸后去渣，入紅糖、黃酒內服，
經期連服三次。

（4）芍　药一两　甘　草一两　　水煎服。

（5）紅　花三錢　益母草一两

水煎，冲紅糖內服。

（6）針灸：

三阴交　归来　气冲　太冲　腎腧　大腸腧
地机　气海（灸）　关元（灸）

手法：平补平泻，可留針十至十五分钟。

閉　經

月經二十八天左右来潮一次为正常，
如果突然停止，首先检查是否怀孕，或年
老停經，或其他疾病引起停經，或小孩吃
奶期閉經等，都不得以閉經治疗。因使用

1949

新 中 国
地 方 中 草 药
文 献 研 究
(1949—1979年)

1979

冷水洗澡、洗衣或生气停經的，可用单方治疗。

治法：

（1）蚕　沙四两　黄　酒一斤

蚕沙炒黄入黄酒煮后，澄清、去渣服。蚕沙即蚕屎。

（2）蚕　沙一两　丹　参一两

上药用瓦鍋分别炒黄（不可焦黑），共研細末，每早空腹用溫酒冲服二錢。

（3）鸡　蛋二个　当归身五錢

先煮鸡蛋、微熟去壳，用水三碗和当归身一起煮，取汁半碗，吃蛋喝湯。

（4）凌霄花四錢　阿胶珠四錢

水一碗先煎凌霄花剩半碗，加入阿胶珠微火熔化，冲黄酒內服。

（5）黑　豆　黄　酒适量

黑豆煮熟、焙干、研末，連服三个月，每次不拘量。

• **132** •

（6）益母草一两　　红　花三钱　　　水煎服。

（7）鸡血藤二两　　红　糖一两

水煎服，早晚各一次。

（8）蜣　螂一个　　威灵仙三钱

共研细面，放入肚脐中，外用膏药或胶布贴上，经通再去。

（9）针灸：

三阴交　关元　气冲　血海

手法：平补平泻，留针十五至三十分钟。

月　经　不　调

月经不调是指月经周期、经量、经色等发生异常的现象。常见的有月经先期（即月经提前）、月经后期（月经错后）、月经先后无定期（即月经提前错后）、月经过多、月经过少等。月经先期一般是因为有热引起的，月经后期是因为有寒引起的，经量过少是因为虚弱引起的，经量过

1949
新　中　国
地方中草药
文　献　研　究
(1949—1979年)
1979

多是因为有余引起的。

治法:

(1) 三春柳一两　　红　花三钱

水煎，黄酒冲服。

(2) 五灵脂三钱　　当　归一两

水煎，冲黄酒服。

(3) 丝瓜籽（焙干）一两　　红　糖一两

黄　酒一两　　丝瓜籽煎水，冲糖、酒温服。

(4) 当　归一两　　荆芥炭五分　　　水煎服。

(5) 益母草一至二两

水煎，两次分服。对产后子宫收缩不良、月

经过多者有效。如大出血，应请医生诊治。

(6) 针灸:

肾腧　三阴交　关元　气冲　太冲

手法: 平补平泻，可留针十至十五分钟。

崩　漏

不在行经期间，阴道内突 然 大 量 出

• 134 •

血，或持續下血，淋漓不斷的称为崩漏，也叫崩中漏下，一般来势急、出血多，状如涌泉的叫做崩；来势緩、出血少，如器皿漏水的叫做漏，这种病除了出血之外，多出现头暈眼花，心跳气短，懶言无力，腰酸腿軟，面色蒼白，不思飲食等。得了这种病需要赶快治疗，愈早愈好。

治法：

（1）紅鸡冠花　棕　片　木　耳（炒炭）水煎服。

（2）側柏叶（炒炭）三錢　棕　炭三錢大、小薊各三錢　藕　节（炒炭）七个百草霜三錢　　水煎服。

（3）地楡炭一两　柏叶炭五錢　　水煎服。

（4）地楡炭五錢　蒲　黄三錢大　枣五枚（去核）　　水煎服。

（5）針灸：

足三里　隐白　大敦（灸）

1949

新 中 国
地 方 中 草 药
文 献 研 究
(1949—1979年)

1979

手法：补法。

产 后 发 热

妇女在生孩子以后，不断地发热，称为产后发热，即产褥热。旧法接生或消毒不好是本病的发生原因，因此我們要使用新法接生，大人和孩子才能安全。

治法：

（1）老荆芥三錢　吹风草五錢　防　风三錢

水煎服，紅糖为引。

（2）紅扫帚籽五錢　　水煎服，出汗。

注：治产后受风，全身恶寒、发热、头痛、身痛。

（3）荆　芥三錢　防　风三錢　坤　草五錢

紅　花二錢　黄　酒半杯　童　便半杯

水煎服。

注：治产后发冷发烧，心跳不安，神志昏迷，胡言乱語。

（4）針刺大椎穴。

恶 露 淋 漓

在生孩子以后，由阴道內流出的瘀浊败血叫做恶露。一般产后二十天左右恶露应当排完，如果过时仍然淋漓不断，称为恶露淋漓，又叫恶露不尽、恶露不止、恶露不絕，如果产后恶露下得很少就叫恶露不下。

由气虛引起者多見心跳气短、全身无力、腰酸腹胀、不思飲食等；由血热引起者，恶露多有腥臭，肚子有时疼痛；由血瘀引起者，小腹疼痛、拒按，恶露紫黑色并有血块。

治法：

（1）白　芷四錢　升　麻三錢　貢　胶三錢　絲瓜絡三錢　　水煎服。

（2）百草霜一把　紅　糖一两　开水冲服。

1949

新 中 国
地 方 中 草 药
文 献 研 究
(1949—1979年)

1979

（3）百草霜五錢　血余炭三錢　棕　炭三錢
紅　糖少許　　水煎服。

（4）貢胶—两　艾　叶三錢　血余炭三錢
水煎服，童便为引。

（5）丹　参—两（酒炒）　炮　姜三錢
水煎服，酒为引。

注：主治恶露不下，牙关紧闭，角弓反张。

乳　头　裂

乳头裂就是乳头破裂，有些地方叫奶花。本病大部分发生在初产妇哺乳期间，奶头裂伤，疼痛、流血，小儿吃奶时更甚。

治法：

（1）霜打小茄子　芝麻油

茄子晒干、研为細面，香油拌、涂患处。

（2）黄　連—錢　生蜂蜜—錢半

黄連为細面，蜂蜜調匀抹患处，日一次。

· 138 ·

（3）黄　柏适量

研成細面，蜂蜜調成糊，敷患处。

（4）絲瓜絡

烧炭、研为細面，撒患处。

注：又治肛門裂。

（5）大　蒜五瓣　红　糖半两

共搗如泥，蒸熟，敷患处。

预防法：

（1）产前常用溫开水洗擦奶头，擦后輕輕向外牽拉。

（2）已經破裂感染者，应断奶。

缺　乳

缺奶的原因很多，有乳房发育不好、产时出血多、患有其他病或因突然生气等都可使乳汁缺少。

治法：

（1）当　归一两　川　芎三錢　穿山甲三錢

1949

新 中 国
地 方 中 草 药
文 献 研 究
(1949—1979年)

1979

皂　刺三錢　絲瓜絡三錢

用猪蹄熬湯、煎药，內服。

（2）霜茄子七个

用瓦焙焦，黄酒煎服。出汗最好。

（3）兔耳朵一对

瓦上焙干、为末，黄酒冲服。

（4）猪　蹄一双　豆　腐一斤　大葱白三寸

共合一处，加黄酒一两、酱油少許，入水燉熟食之。每天一次。

（5）栝　楼一个　黄　酒半斤

入水半斤煎服。

（6）老絲瓜一个

阴干、烧炭、研末，黄酒冲服。

（7）鲜豆腐五两　紅　糖一两　黄　酒二两

前二味加水一碗煮熟，再入黄酒。連湯一次吃完。

（8）鲜　魚四两　米　醋半两　生　姜五片
花生油五錢

油先入鍋炒魚、姜，后入米醋，再加清水适

・**140**・

量，煮成鱼汤。每天一次，連吃三至四天。

（9）穿山甲二錢　王不留二錢　猪　蹄一个

水煎，临睡一次服完，俯臥出汗。

（10）絲瓜絡一个　刺猬皮三錢　紅　糖一两

前二味水煎、去渣，入紅糖，临睡一次服完，俯臥出汗。

（11）針灸：

合谷　后溪　极泉　足三里　膻中（灸）

乳根　庫房　少泽

手法：平补平泻。

回　乳

产后因病身体不好，或因工作关系，或其他原因而需要断奶的，可选用下列单方。

治法：

（1）大葱白三根　紅　糖适量

葱白烧熟，紅糖冲水，吃葱喝糖水。

1949

新 中 国
地 方 中 草 药
文 献 研 究
(1949—1979年)

1979

（2）芒　硝四两

外敷乳房并用布扎紧，每天换一次。

（3）大麦芽二两　　水煎服。

（4）鹿角霜五钱　大麦芽一两　　水煎服。

（5）当　归　川　芎　生　地

白　芍各一钱　大麦芽四两

水煎服。一剂见效。

避　孕

計划生育，是关系到国家社会主义建設的大事，也是有关家庭幸福和母子的身体健康、劳力能不能积极从事生产劳动大事。我們应积极响应党和政府的号召，自觉实行計划生育，在避孕方面，除了妇幼保健部門推广的經驗和市場銷售的避孕药械外，我們介紹几个中药方子供大家来試用。

方法：

（1）紫花棉籽七个　綠　豆七个
核桃格七个

共研細末。每次月經来的第三天，用开水一次冲服。核桃格即核桃壳中的格。

（2）酸枣树根一两（用皮）

月經淨后，每天早晨空腹水煎服一次，連服五次。服药期間忌醋。

（3）夏　草三錢

月經淨后水煎服，連服三天。照此法連用三个月。

注：夏草即冬虫草的苗。

（4）針灸：

石門　三阴交　中极　气海　子宫

手法：石門穴，强刺激重搗手法，三阴交用补法，循經向里侧捻轉，留針十五分钟。每次月經淨后連針七天，每天一次。后三个是配穴，酌情选用。

1949

新 中 国
地 方 中 草 药
文 献 研 究
(1949—1979年)

1979

儿　科

夜　啼

初生婴儿啼哭是一般现象，假使白天安静，入夜常常啼哭，有时刚入眠，稍有惊动便啼哭不休，甚至整夜不睡，多因伤乳积滞、心胆有热所致，应予治疗。

治法：

（1）蝉　蜕七个（去头、足）　薄　荷三分
水煎服。

（2）竹　叶五分　灯　心一分　蝉　蜕五分
水煎服。

（3）蝉　蜕十四个　薄　荷四分　朱　砂二分
前二味同煎，冲朱砂内服。

（4）二丑末一錢

·**144**·

水調，敷臍上。

（5）大　黄五分　甘　草五分

水煎，分三次服。

注：对消化不良有效。

（6）生　姜三錢　葱　白一两　食　盐五錢

三味共搗、炒热，用手巾包好熨臍。

注：主治小儿夜啼，面青、手冷，屈腰而啼，此为胃肠受寒所致。

（7）生石膏一錢　猪苦胆一个

石膏研末，裝入胆內，阴干、研末，每次一分冲服。

（8）灯心草三根（八寸长）　　烧灰冲服。

（9）針灸：

神門　后溪

手法：泻法，不留針。

疳　积

疳积是儿科常見病之一，大都是因为

1949

新 中 国
地 方 中 草 药
文 献 研 究
(1949—1979年)

1979

缺奶或断奶过早，喂养不当，脾胃受伤引起的。小孩面黄肌瘦，皮包骨头，头大肚大，脖子細，口唇发红，头发干稀，两眼发干，有的白眼珠长白膜，情緒急躁，好哭，拉屎腥臭，或发綠色，有的吃得多，拉得多，小孩相貌显老。

治法：

(1) 核　桃一百个　皂　矾一两　芒　硝二两

将核桃打裂紋，連皮和其它药放沙鍋內，适当加水煎干为止，取出晒干。

一岁小孩每次半个，去外皮，早晚各服一次。

注：方內皂矾如嫌难吃，可改用磁砂二錢代替。此方适应于小儿面黄肌瘦，肚有积块。

(2) 醋鼈甲　鸡內金　瓦楞子　紅　糖
蜂　蜜各六两

前三味共为細末，加水三大碗，煮一二沸，再加蜜糖二味，熬为稀粥状为度。五岁至十二岁，每次二三汤匙，白开水化开后服之，每天早晚各一次。

注：此方适应于腹中痞块、消化不良、午后发烧、身体消瘦或无积块而逐渐消瘦者。

（3）生鸡内金三两　白　面半斤　白　糖适量

鸡内金为细末，同面糖作成极薄焦饼，徐徐食之。

（4）雄鸡肝一个（用竹刀杀，不可下水）石决明三钱　朱　砂五分

将石决明、朱砂先研细末，夹在鸡肝内，用包粽子的叶包好，米泔水煮熟。分两次，早晨空腹食之，开水送下。

注：此方适应于营养不良，肚大黄瘦。

（5）核桃仁二斤　红　糖一斤

共为细末，每次半两，日服三次。

注：此方适应于食积痞块。

（6）鲜葡萄根一两　鸡　肝一具

水煎服。

注：如无鸡肝用猪肝一两代替。

1949

新 中 国
地 方 中 草 药
文 献 研 究
(1949—1979年)

1979

（7）鲜柏叶适量

加水熬成膏，摊蓝布上約一銅錢厚，貴积块处。

注：此方对发热脾脏肿大有效。

（8）立秋后大蛤蟆数个

去足腸，香油涂之，瓦上焙焦存性，为細末，每次一錢，日服三次，白开水送下。

注：此方适应于肚大青筋、身体消瘦。

消 化 不 良

消化不良多見于小孩，由于飲食过飽、多吃生冷硬物、肚子受凉等引起。肚子胀、手足及肚发烧、口唇絳紅、常趴着睡、流口水、不思飲食、大便溏泄、皮肤及毛发干燥、常想哭閙及肚子疼等，是这种病的主要症状。

治法：

（1）神 曲 麦 芽 山 楂各一錢

水煎服。

(2) 蘿卜籽二錢　二　丑一錢

共为細末，分三次，开水冲服。

(3) 鸡內金二錢　枳　实二錢　土山药五錢

共为細末，每次一錢，姜茶冲服。

(4) 白蘿卜种一个　神　曲二錢

水煎服。

(5) 焦山楂肉一两　大　黄二錢

共为末，一天三次，每次三至五分。

(6) 乳　汁半两

取母奶放勺內，置火上烧黄，开水冲服。

注：治婴儿奶积。

(7) 艾　叶　紅　糖各适量

艾叶泡水、煮开，加糖內服。

(8) 二　丑　槟　榔各二錢　木　香五分

共为末，每次五分，开水冲服。

(9) 針灸：

中脘　天枢　足三里　四縫穴

手法：泻法。

1949

新 中 国
地方中草药
文 献 研 究
(1949—1979年)

1979

軟 骨 病

軟骨病小儿最多見，多半 是 先 天 不足，平素营养不良，喂养不当而引起的，其他疾病的影响也能发生，得了这种病的小儿，囟門骨 縫 閉 不 攏，脖子软，头抬不起来，腿软不能站立，牙齿长得晚，說話走路也較正常小儿晚，还有 的 鸡 胸 龟背。

治法：

(1) 蛋 黄 每次吃一个，每天三次。

(2) 生附子三錢（去皮） 生南星三錢

共为細末，姜汁調敷大椎穴（第一椎上凹陷处）。

注：此方对小儿脖頸软、头抬不起来有效，对四肢软者无效。

(3) 牛骨髓一斤 白 面二斤

白面与牛骨髓共一处，微火炒黄为度。在吃

饭时随饭下五钱，一日三次，长期服用。

（4）捏脊：

脱去患儿衣服，露出背部，趴在床上。术者手紧握拳，拇指和食指（第二指），呈垂直状，由尾椎骨（长强穴）起沿脊椎两侧向上捏拿，直至风府穴，每次约一小时至两小时，六至七天为一疗程，重者可做二至三个疗程。

注意：

①应在清晨或空腹时进行；

②不要使患儿精神过度紧张。

脑 积 水

脑积水又叫解颅。小儿头大呆滞，白眼凸出，前囟门不能闭合，头缝裂开。有的是先天胎带，有的是脑膜炎后遗症。

治法：

（1）炙龟板五钱　熟　地五钱

水煎服，每三天一次，连服二十至三十天。

1949

新　中　国
地　方　中　草　药
文　献　研　究
(1949—1979年)

1979

（2）白花蛇　冬虫草各等分

共为細末，每日早晚各服一分，黄酒送下。

臍　湿

初生小儿，因为照顾不周，肚臍处被尿液浸湿或被衣服磨擦而糜烂流水，就叫做臍湿。

治法：

（1）煅龙骨　枯　矾各等分

共为細末，撒敷臍中。

（2）棉花籽四个

焙焦、存性，研为細末。香油調糊，敷臍內，紗布包好。

（3）艾　叶不拘多少　　烧灰，撒敷臍中。

鵝　口　疮

鵝口疮多見于初生儿，患儿的口腔和舌头上滿布白屑，好象鵝口一样，所以叫

· 152 ·

鹅口疮，病起，小儿啼哭不休，大便溏泄，不能吸奶，发烧。重的喉部也有，妨碍呼吸。

治法:

（1）硼　砂适量

化水，用净布蘸水拭口內白屑。

（2）五倍子三錢

煎水，以药棉蘸水擦口腔。每天三至四次。

（3）甜瓜蒂二个　　水煎服。

（4）黄　連　干　姜各等分

共为細末，吹患处。

（5）黄　連一錢　甘　草一錢

水煎浓液，用净布蘸擦口腔，也可加水冲淡，內服少許。

（6）五倍子一錢　冰　片五分

共研为細末，先将患儿口腔白皮用粗紗布蘸油擦掉，然后吹药于口中，每日三次。

（7）黄　柏适量

1949

新 中 国
地 方 中 草 药
文 献 研 究
(1949—1979年)

1979

蜜炙焦、研面，撒于口中，每天一次，連用三天。

（8）吳茱萸八錢　好　醋适量

吳茱萸炒四錢，与另四錢生的共研細末；醋煮沸和入药末、制餅，临睡貼于脚心，布包。輕者經一夜可愈。

遺　尿

遺尿即尿床。是小孩常有的事，偶然一次，不算什么毛病。有的孩子經常尿床，有的七八岁或十来岁了还尿床，这就是病，可以治一下，打罵不是办法。

治法：

（1）黃　柏二錢　知　母三錢　枣　皮二錢
水煎服。

（2）元　参五錢　盆智仁四錢　　水煎服。

（3）猪尿胞一只　五味子三錢　茴　香六分
煮熟，連吃数次。

• **154** •

（4）酸石榴一个

烧存性、为末，每次服二錢。

（5）柏树白皮（切、焙）四錢　石榴皮二錢

共为細面，每次八分，早晚空心服一次，酒
送下。

（6）复盆子

将复盆子研成面，鸡蛋打洞倒清少許，装入
药面，外用黄泥或面包住，煨熟食之。每次大人
吃两个、小孩吃一个，每天一至三次。

（7）复盆子三錢　桑螵蛸三錢　炒益智仁三錢

水煎服，一日一次，临睡前服。

（8）盐炒复盆子一两半　破故紙五錢
核桃肉三个

破故紙同核桃肉合炒，和复盆子同研为末，
每次二錢，十岁以下小儿一錢，开水冲服。

（9）針灸：

中极　三阴交　腎臁　膀胱臁　长强

1949

新 中 国
地 方 中 草 药
文 献 研 究
(1949—1979年)

1979

五 官 科

鼻 衄

鼻衄就是流鼻血。原因很多，如外伤，指甲挖鼻，鼻子发炎，鼻粘膜干燥，此外还有传染病、发高烧都能引起。如果不及时治疗，以致出血过多，其后果是不良的。

治法：

（1）龙　骨三錢

研为細末，开水冲服。

（2）鲜小薊四两　鲜茅根四两

洗凈、共搗如泥，紗布包好擰汁，开水冲服。

（3）大　蒜（去皮）五个　生　地三錢

韭菜根汁半小杯

大蒜、生地共捣如泥，摊在布上做一个象銅钱大、厚一分的蒜泥餅。左鼻孔出血贴右足心，右鼻孔出血贴左足心，两鼻孔出血两足心都贴。把韭菜根汁加等量开水內服。

（4）鲜小薊一把

捣如泥，紗布包撑汁，加入白糖二两服下。

（5）地錦草

为細末，吹入鼻孔四周即可。地錦又叫血見愁、草血竭，俗称小虫臥单。

（6）鲜蘿卜梗叶不拘多少

水煎服。每天三次，連服数天。

注：此方适应慢性鼻出血时愈时发者。

（7）乱头发一团

烧存性，研为細末，每次服二錢，另用发灰吹鼻孔內。

（8）針灸：

上星　睛明　委中

手法：上星、睛明二穴用輕刺手法，針二分

1949

新　中　国
地方中草药
文　献　研　究
（1949—1979年）

1979

深；委中重刺。

眼　丹

眼丹西医叫麦粒肿，俗称嚗眼、偷針眼。多生于下眼瞼，初起如麦粒大小，輕微痒肿，以后紅肿作痛，不敢用手按，最后化脓潰破，脓液排出即愈。

治法：

（1）麻　綫一根（长一尺）

用麻綫捆患側手中指第二节，即左眼捆右手，右眼捆左手，經六至八小时解綫，一般第二天可痊愈。不要捆得太紧，防止指头坏死。

（2）揑脊：

患者取坐位，术者以右手大拇指和食指，揑提六至八胸椎两側皮肤，左眼揑右，右眼揑左，每次揑十二下，用輕快有力的手法，每日一次。

沙　眼

沙眼中医叫粟疮，是由病毒引起的，

通过与有沙眼的人握手、使用同一脸盆或毛巾而传染。

很多人在初发病时一般都不知道，严重时或叫医生检查时才知道自己得了沙眼。病人經常感到眼內发痒，好象沙子眯在眼內一样，經常流泪，翻开眼皮时，可見眼內有象沙子样的小点及发亮的小水泡，时间长了这些小点就变成了白色疤痕，如不及早治疗，会使眼皮內翻，发生倒睫，以及引起其他眼病。

治法：

（1）青魚胆（炙干）一个　　黄　丹五分（水飞）

共为极細面，水調和，滴入眼角。

（2）川黄連一錢　广芦蕾三分　硼　砂一分半

用凈水煎好后，盛在消毒茶杯內盖严，二日后将澄清液装入經消毒的眼药瓶中备用。每日点眼二至三次。

（3）大枣（去核）一枚　　枯　矾五分

1949

新 中 国
地方中草药
文 献 研 究
(1949—1979年)

1979

把枯矾装入枣內，放炉边焙干燎存性。开水泡药、枣洗眼，每天一次，连洗五至十天。

（4）青魚胆一个　冰　片少許

把冰片装入魚胆中攪匀点眼內。

风 火 烂 眼

得了风火烂眼，眼边皮肤发紅、痒痛，喜欢用手揉擦，慢慢眼边糜烂、紅肿、睫毛脱落不整齐，严重的可发生翳障。

治法：

（1）防　风二錢　羌　活二錢　胆　矾四厘桑　叶七片　煎湯，熏洗患处。

（2）二　花一錢半　菊　花一錢半胆　矾一錢　銅　綠七分　胆　草二錢水煎，洗患处。

（3）壁　虎一个　鸡　蛋一个将壁虎切碎，装入鸡蛋內烧熟。每日吃一个，连吃三至四天。

·160·

（4）霜桑叶　野菊花各等分

水煎，倒入盆中，用薄巾蒙头微微熏之，不可太烫。

（5）黄　连一钱　人　乳一两

黄连捣成粗块，浸入乳汁中，浸泡一天一夜，过滤、备用。用药水涂患处，每天四次。

注：乳汁应采用身体健康的年轻妇女的为最好。

暴 风 赤 眼

暴风赤眼俗称火眼、红眼睛，西医叫结膜炎，是一种很容易传染的眼病。

开始眼睛轻度发红，逐渐加重，自觉眼睛灼热、发痒，眼内象有沙子一样，眼屎增多，早晨起床时经常被脓液粘着，看东西模糊，容易流泪。

治法：

（1）黄　柏一两

加水一碗煎至半碗，残渣再加水一碗煎至半

1949
新 中 国
地 方 中 草 药
文 献 研 究
(1949—1979年)
1979

碗，二次倒在一处过滤、备用。消毒棉花蘸药水洗眼，每天一次，每次五分钟。

（2）鲜石榴叶三两　鲜淡竹叶二两
鲜木贼草三两

浓煎，趁热以大竹筒入罐中，周围封盖严密，使热气自竹筒中冒出，对准患眼熏之，每天二至三次，或用药湯熏洗也可。

注：如无淡竹叶，用其他竹叶代之。

（3）川黄連五錢　冰　片一錢　米　酒二斤

将黄連放在酒內，浸十天后，再入沸水內燉沸，冷后加入冰片浸五天，过滤后点眼。保藏愈久愈好。眼皮糜烂者禁用。

（4）川黄連一錢　枯　矾五錢　防　风二錢
水煎，洗眼。

（5）蒲公英二两　白菊花一两　車前子三錢
水煎服。

（6）瓦　松不拘多少
搗如泥，摊贴眼皮上，干时再换。

（7）鸡冠血

•**162**•

取鲜雄鸡冠上血点眼，每天三次。

（8）芒　硝　雄　黄各等分

共为细面，用竹管吹入鼻中，左眼吹右孔，右眼吹左孔，涕尽即愈。

夜　盲

夜盲也叫雀目、鸡盲眼，俗称鸡宿眼。每到天黑就看不见东西，好象鸡和鸟一样。平时眼睛发干，不光亮，皮肤干燥而粗糙，西医认为这是身体缺乏甲种维生素所引起的。

治法：

（1）夜明砂一钱　石决明一钱半

上药煎汤、去渣，煮羊肝或猪肝，加入红糖一两以火微煮，不拘多少食之。

（2）灰灰菜不拘多少

煮熟食之，连吃三至五天。灰灰菜学名叫藜。

（3）菠　菜半斤　猪　肝四两

1949

新 中 国
地方中草药
文 献 研 究
(1949—1979年)

1979

煮或炒，經常当菜吃。

（4）兎　肝—具

煮熟，食肝飲湯。

（5）針灸：

睛明　行間

手法：輕刺，留針十五至三十分钟。一天一次，連針三次即愈。

急性扁桃体炎

扁桃体炎也叫双蛾、单蛾，多因感冒或吃辣东西引起。病人觉得喉嚨疼或头疼，全身发冷发烧。如果經常发作，可以引起心脏病、关节炎等。偶然发作一次，应立即治疗；經常发作，可到医院用手术割掉。

治法：

（1）癩蛤蟆—只　明　矾五錢

明矾塞在癩蛤蟆肚內，倒挂通风处阴干，数

月后将明矾取出，研末、吹喉。

（2）食　盐三錢　硼　砂五分

开水冲一大杯，待凉、徐徐含漱。

注：注意不可咽下。

（3）土牛膝（根叶均可）不拘量

根叶一扞搗烂，擠汁、含漱，徐徐咽下。

注：孕妇忌用。

（4）大蜘蛛一个　冰　片少許

蜘蛛焙成深黄色，合冰片共研为末吹患处，使流出恶水为度，一天三次，連用数天。

（5）甘　草三錢　桔　梗一两　元　参五錢

水煎服。

（6）元明粉五分　硼　砂（煆）五錢

冰　片四分　朱　砂六分

共研极細末，每次少許吹喉中。

（7）灯心草（煆灰）二錢　硼　砂一錢

共为細末，吹入咽喉。

（8）山豆根五錢　　水煎，慢慢吞下。

（9）針灸：

• 165 •

1949

新 中 国
地 方 中 草 药
文 献 研 究
(1949—1979年)

1979

少商放血。

牙 痛

"牙疼不算病，疼起要了命。"这虽然是民間俗話，但可以知道这个小病的厉害。牙痛的原因很多。如口腔不卫生，常吃甜的食物，使牙成洞（俗說的虫牙）；常吃辣东西引起牙齦肿疼（俗称火牙）。牙如果已經成洞，最好拔掉，或找牙科添塞起来，或吃一些清热药。

治法：

（1）全　虫四个　酒大黄二錢

輕煎，一次服完。

（2）胡　椒三粒　全　虫一个

共搗为末，吹入鼻中。

（3）大　枣一个　砒霜豆大一块

枣去核，将砒霜装入，烧存性，外用布包，放痛牙上，使水流出，不可咽下。

（4）生　地五錢　地骨皮四錢

水煎服，治虛火牙疼。

（5）硼　砂　青　黛　潮　脑各等分

共为細末，敷疼处。

（6）熟　地二两　生石膏一两　細　辛一錢

水煎服。

（7）雄　黄三錢　麻　油三錢　樟　脑少許

火紙一张包雄黄、浸麻油，用镊子或筷子夹住燃着使滴油，下边以凈容器接納、备用。痛时，以少許药棉蘸油、塞齲齿洞可止疼。

（8）針灸：

合谷　下关　頰車

手法：用泻法。

中耳炎与外耳道脓肿

中耳炎或外耳道脓肿俗称害耳底。小孩易得，开始耳內跳痛或刺痛，晚上較重，有的头痛、耳鸣、全身发烧，重的耳朵外面也肿，听觉差，有的变成慢性，多

• 167 •

1949
新 中 国
地方中草药
文 献 研 究
(1949—1979年)
1979

年不愈，可成耳聋。常有脓水流出，要趁早治疗。

治法:

(1) 活蚯蚓—条（小的）　白　糖—錢

开水将蚯蚓洗净，放碗內加入白糖停两天自化成水，每天两次滴耳內。

(2) 黄　連—錢　猪胆汁少許

黄連泡水、去渣，加入胆汁和匀，滴耳。

(3) 鸡蛋油—酒盅　全　虫—个

鸡蛋煮熟，去白用黄，鉄勺炒出油，倒酒杯內，全虫为面，和匀滴耳內。

(4) 硼　砂—两（研細）　酒　精半两

調和一处，滴耳，一天一次。滴后棉花塞耳。

(5) 黄　連—錢　冰　片一分　鸡內金—錢
皂　角—錢

共研細末，吹入耳內，每天二次。

(6) 鸡內金　明　矾各—錢　冰　片一分

共研細末，硼砂水将耳內脓洗净，药面吹入耳內。

• 168 •

附：以下四方治外耳脓肿。

(7) 蛇　蜕一条　冰　片少許

蛇蜕焙黄与冰片共研粉，外耳道以开水洗淨，吹入药粉。

(8) 黄　連一两　硼　酸一錢　冰　片一分

滚开水浸黄連一夜，再煮沸十五分钟，滤液，入硼酸、冰片。一次三五滴滴耳，每日二三次。对中耳炎也有效。

(9) 广柑皮（去內皮）一錢　灯心草一把
冰　片少許

广柑皮炒脆，灯心草焙干，共研細粉。每次以紙卷吹入耳內少許，日二三次。

(10) 輕　粉二分　柿　蒂（烧灰）一分
枯　矾五厘　羊屎蛋七个（烧灰）　冰　片二分

以上五味或仅用后二味研为細末，吹敷患处。

預防法：

經常注意耳內清洁；在池塘或河內洗澡，要把耳朵塞起来；不要挖耳；預防感冒。

1949

新 中 国
地 方 中 草 药
文 献 研 究
(1949—1979年)

1979

寄 生 虫

蛔 虫 病

蛔虫俗称混食虫、蛔屎虫。人吃了带有蛔虫卵的生瓜、菜和食物，小孩玩土，都会得此病。因此，不論大人小孩都要养成飯前洗手，不食不洁净的生瓜、菜的习慣。肚子里有了虫，一般沒有什么症状，如果蛔虫太多了，可能出现腹疼、腹胀、恶心、不想吃飯。如果虫进入胆道就形成胆道蛔虫。肚里有蛔虫的小孩，爱吃泥土和食盐，面黄肌瘦，白眼上常有蓝点。

治法：

（1）檳　榔二两　冰　糖四两　水煎服。

（2）乌　梅五錢　　川　椒五錢

研末，米糊为丸如麻子大，每服五分。

（3）鲜楝树根白皮一两　　水煎服。

注：此方为成人量，小儿酌减；如用干楝树根皮，分量减半。

（4）榧　子三个　使君子仁十二个

先服使君子，后服榧子。

（5）使君子三錢　石榴树根皮三錢

水煎服。

（6）川　椒一錢　　为細末，开水冲服。

注：主治蛔虫上行。

（7）乌　梅四錢　明　矾七分　黄　連一錢

檳　榔四錢　川　椒二錢　川　朴三錢

水煎服。

注：主治胆道蛔虫。

（8）針灸：

①針四縫穴，对小儿蛔虫病有一定疗效。

②蛔虫腹疼，可針大腸腧、合谷、內关、足三里。

1949
新 中 国
地 方 中 草 药
文 献 研 究
(1949—1979年)
1979

手法：平补平泻，可留针十至十五分钟。

蟯 虫 病

蟯虫又叫綫虫或寸白虫。寄生在大腸或小腸下端，小儿多得，以肛門奇痒为特征，常因用手抓而造成皮肤湿疹，小儿面黄，不好好吃飯，好发脾气，晚上因騷痒而不能安眠，尿床。

治法：

（1）銅　綠　雄　黄各等分

为末，香油調，涂肛門。

（2）艾　叶一把　苦楝树根七錢

水煎，睡前熏洗肛門处。

（3）蛇床子一两

水煎，每晚洗肛門。

（4）干莧菜秆

烧灰、水煎，連渣服下，一周內虫由肛門排出。

·172·

（5）檳　榔三錢　棟树根皮八錢

浓煎，內服。

（6）明　雄一錢　枯　矾五分

共为細末，納入肛門內。

钩　虫　病

鉤虫病人常有面色黄肿、心跳头暈、口唇蒼白、全身无力等症状，喜食泥土、煤渣及砖头块等物，腹部有慢疼，化驗时可在大便內发現虫卵。

治法：

（1）黄　芪一两　榧　子三錢　当　归三錢

水煎服。

（2）檳　榔　石榴皮　大　黄各三錢

使君子六錢

共为細末，开水送下。每日二次，每次二錢。

（3）南瓜籽适量

· 173 ·

1949
新 中 国
地方中草药
文 献 研 究
(1949—1979年)
1979

捣烂，每天三次，每次三两，内服。

（4）贯众粉二两

分为九包，每次一包，日三次，开水冲服。

（5）榧　子一两　使君子一两　大　蒜一两

加一斤水，煎成半斤，分三次，空心服下。

（6）皂　矾（炒枯为度）一两

面糊为丸如绿豆大，每次空心服两丸。

縧 虫 病

縧虫病在我国常见的有两种，牛肉縧虫和猪肉縧虫。这种寄生虫由一节节的节片组成，长约一二丈，甚至更长，如果人吃了半生不熟的米糁牛肉或猪肉（俗称珍珠肉），就会得病。病人面黄肌瘦，恶心呕吐，不思饮食，腹痛、泻肚，头昏、无力，有的皮下可摸到结节和硬块，如果侵犯到脑子，就会发生精神错乱。

治法：

（1）南瓜籽四两　　檳　榔二至四两

将南瓜籽带皮压成粉，清晨空腹开水送下二錢，后用檳榔熬湯一碗，服下。

（2）苦楝根五錢至一两　　　水煎服。

（3）鶴　虱　苦楝根皮各等分

共研細面，每日服三次，每次服三錢。

（4）檳　榔一两　石榴皮三錢

水煎，空腹服。

絲　虫　病

絲虫病俗称象皮肿，是由蚊子咬了病人之后，再咬好人而传染的。初起病人发冷发热，骨节酸痛，淋巴腺发炎（筋疙瘩肿大），以后慢慢阴囊肿大，小便成乳白色，象米湯一样，最后下肢变粗，皮肤增厚。

治法：

（1）土牛膝根十六两

1949

新 中 国
地 方 中 草 药
文 献 研 究
(1949—1979年)

1979

用水四碗煎剩二碗，加入糖少許分三次服，连服三日。

注：孕妇禁服。

（2）宣木瓜五錢　檳　榔五錢　陈　皮五錢
川干姜三錢半　桂　枝二錢半　苏　叶二錢半
吳茱萸二錢半　　水煎服。

注：連煎二次兌匀，再分开作二次服。

（3）广木香一条

上药醋磨，用鸭毛先遍涂腿部，然后逐渐抹至足趾尖，易干处多抹。

注：主治初期絲虫病，股淋巴管发炎。

中毒与急救

煤气中毒

煤气中毒又叫一氧化碳中毒，主要是在严密的屋里生炉子，不注意空气流通，麻痹大意而引起的。

中毒开始先有两太阳穴跳着痛，头痛头晕，耳鸣，眼花，恶心呕吐，呼吸困难，心里烦躁，全身发软，有时尚能起床，但走不成步即跌倒在地，两颊绯红，口唇发红如樱桃色，有时也会二便失禁。若不急救，很快就进入昏迷，以致造成死亡。

治法：

（1）醋二两

1949
新中国
地方中草药
文献研究
(1949—1979年)
1979

将醋兑白开水二两，令患者徐徐飲之。

注：較輕者有效。

（2）鲜萝卜汁二两　　一次灌下。

（3）酸莱水半碗　　徐徐服之。

（4）綠　豆一两　　研为細末，开水冲下。

（5）浓茶叶水二杯　　徐徐飲之。

（6）鲜藕汁一杯　白　糖二两

二味攪匀，将患者移在通风处灌之。

1605、1059中毒

农村經常使用的农药有1605、1059、1624、3911等多种，这些药剂是有机磷制剂，毒性很强，所以我們使用噴洒时，应严格遵守操作规程，注意防护。中毒时初觉头晕头痛，呕吐，出汗，流眼泪，煩躁，气短等。发現中毒病人，应立即請医生治疗，經医之前，可先服以下单方。

治法：

（1）生綠豆（搗烂）四兩　滑　石一兩
甘　草一兩　　水煎，連續內服。

（2）白茅根一把　　水煎，代茶飲。

（3）生綠豆适量　　泡水，連續內服。

六六六、滴滴涕中毒

六六六、滴滴涕（即二二三）是两种杀灭害虫的毒性药物，一般剂量不会使人中毒，只有不小心誤服大量，才能引起中毒。

中毒开始，病人有头暈头痛、恶心、呕吐、心中发烧，严重的可有抽搐、昏迷等。

治法：

（1）甘　草二两　二　花一两
煎取三杯，日服三次，每次一杯。

（2）胆　矾一錢　芒　硝七分
胆矾为末，加水一碗冷服，等吐后再服芒硝

1949
新中国
地方中草药
文献研究
(1949—1979年)
1979

泻之。禁忌吃油。

盐 卤 中 毒

誤用盐卤后，病人出现恶心、呕吐、腹疼、泻泄等中毒症状，尤以腹痛最厉害，重者致死。

治法：

（1）生豆腐汁一至二碗　冷服。

注：如无豆腐汁可用生黄豆研碎，冲冷开水、去渣服之。

（2）鸭一只　去头、取血，尽量飲之。

（3）白　糖六两　冷开水冲服。

（4）淘米水二至三碗　一次喝完。

砒 霜 中 毒

砒霜中毒后，开始恶心、呕吐、烧心、喉嚨发干、发辣，吐綠色苦水，心口部闷胀、象火烧一样疼痛，腹泻先是水样、以

♥ 180 ♥

后似米湯样，头疼头暈，四肢麻木剧痛，白眼上布滿血絲，鼻子出血，尿少、尿血，有的七窍流血。

治法：

（1）防　风四两　　水煎服。

（2）明　矾三錢　鸡蛋清五个

明矾研为細末，鸡蛋清冲服。

（3）綠　豆四两　甘　草二两

綠豆搗成瓣，同甘草水煎服。

（4）淡豆豉　靑　黛　甘　草各五錢

上药水煎，白糖一两冲服。

（5）苦　瓜一至二两

焙干、研末，冷开水冲服。

（6）三　奈三分

为細末，冷开水冲服。三奈也写作山奈。

鉛 中 毒

在日常生活中使用鉛制器皿不当，使

1949

新 中 国
地 方 中 草 药
文 献 研 究
(1949—1979年)

1979

鉛发生溶解，随飲食吃下去而发生中毒。如經常用鉛酒壺溫酒就会发生中毒，印刷厂的鑄字、浇版車間，如不注意防护，也易引起。

中毒时首先口干、喉干，发热疼痛，觉得口中有金属气味，睡液很多，以后慢慢恶心呕吐，剧烈腹痛，有时面色蒼白，冷汗淋漓，大便黑色，急性中毒常发生痙攣和昏迷以致死亡。

治法：

(1) 甘　草三錢　杏　仁（去皮、尖）四錢 水煎服。

(2) 白蘿卜汁…杯　　內服。

(3) 白　糖四两　　冷开水冲服。

汞 中 毒

汞就是水銀，有些农药含有这种成分，有的地方使用水銀杀虫、灭虱。保管不好，会引起中毒。

中毒时病人喉咙中热痛，剧烈腹痛，大量口水，牙龈出血，口中皮肤溃烂，恶心呕吐，尿少、尿血，有的甚至昏迷等。

治法：

（1）花椒壳二錢　蓖麻油一两

将花椒壳去柄及杂质，温开水送下，隔四小时再服一次，然后服蓖麻油泻下。

（2）綠　豆三錢　密陀僧一两

共为末，冷开水冲服。

（3）淡豆豉　青　黛　甘　草各五錢

水煎，冷后加白糖一两冲服。

（4）鴨　血一杯　黑　鉛一块

用黑鉛硏水，和鴨血内服。

（5）鸡蛋清十个　　一次吞服。

（6）牛　乳一斤　　一次服下。

（7）豆腐汁一碗　　一次服下，一天三次。

注：以上各方用后皆要忌盐五天。

1949
新中国
地方中草药
文献研究
(1949—1979年)
1979

中 暑

夏天田間劳动，最易中暑，开始先有头昏、头疼、恶心、出气粗、心跳等，重的可以昏迷晕倒、身热、面紅、牙关紧、出冷汗等，若不急救也可以死亡。发现时应先将病人抬到阴凉地方，仰臥，上身垫高，把衣服解开，先用温水洗头部，再用凉水湿毛巾冷敷头部。

治法：

（1）十滴水、人丹、大圣丹，都可內服。

（2）滑　石六两　甘　草一两
为末，凉开水冲服。

（3）生石膏八錢　竹　叶二錢　　水煎服。

（4）鲜西瓜不拘量　　能吃多少都可。

（5）糖　水　　大量內服。

溺 死

溺死俗称淹死。急救的快而又得法，可以复活。

治法：

(1) 让溺人口中先横衔一根筷子，使水流出，再用皂角末或生半夏末吹入鼻孔中。

(2) 将溺人肚腹横置在牛背上，两边用人扶好，使牛慢慢走动，腹中的水自然从口或小便流出，再用生姜汤灌之。

(3) 急救者采取一条腿跪、一条腿蹲的姿势，将溺人横置蹲腿上，手压其背，一压一松，坚持作下去。既可帮助其恢复呼吸，又可以使其吐水。

土单验方汇集
（第一辑）

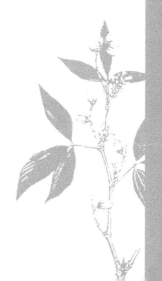

提　要

河南省武陟县人民卫生防治站编。

1970 年出版。共 372 页，其中前言、目录共 16 页，正文 337 页，附录 9 页，插页 9 页，后记 1 页。纸质封面，精装本，红色塑料套封。

编者组织土单验方汇集调研小组对河南省武陟县民间使用的土单验方进行了搜集、试用和整理，后编成此书。本书为第一辑。

本书主体共 12 部分，分别为除害、传染病、寄生虫、内科、肿瘤、妇科、小儿科、外科、皮肤科、五官科、中毒急救和针治几种常见病。论及每种疾病时，本书先概述疾病特征、主要症状，然后再附治疗方法。对于各方，本书分别从主治、处方（组成）、用法 3 方面进行介绍。书中绝大多数方药能够就地取材，符合自采、自种、自制、自用和简单、方便、廉价的原则。

书中药物计量单位采用旧市制。药物用量为成人标准用量，使用时还需根据病人实际情况酌情增减。

值得注意的是，本书附录部分收录了 27 个新针穴位，包括治瘫的 7 个穴位及臂丛、手三中、为劳穴、肩三针、八邪、股神经刺激点、肾脊、新环跳、整容穴、腓总神经穴、红阳穴、三脘穴、胃上 1、止泻穴、子宫穴、维胞穴、排气穴、痛经穴、新设穴和十七椎穴。

土单驗方汇集

（第一辑）

河南省武陟县人民卫生防治站

目　　录

5

1949
新 中 国
地方中草药
文 献 研 究
(1949—1979年)
1979

6

7

1949

新　中　国
地 方 中 草 药
文 献 研 究
(1949—1979年)

1979

8

9

1949

新 中 国
地方中草药
文 献 研 究

(1949—1979年)

1979

10

11

1949
新 中 国
地方中草药
文 献 研 究
(1949—1979年)
1979

12

13

1949

新 中 国
地 方 中 草 药
文 献 研 究
(1949—1979年)

1979

14

15

1949
新　中　国
地方中草药
文　献　研　究
(1949—1979年)
1979

16

除　害

灭　蝇

蝇能传播肠道传染病，蝇的幼虫是蛆。灭蝇需土洋并举，充分利用当地的 野 生 植物，推广土方土法。杀灭蝇蛆和成蝇，除发动群众扑打，和用敌敌畏、敌百虫等药物扑杀外，应广泛采用土法杀灭。

第　一　方

作用： 灭蛆。

处方： 猫眼草

用法： 切碎，撒入粪池内，越多效力越大，一般撒一层即可

第　二　方

作用： 灭蛆

1

1949

新 中 国
地 方 中 草 药
文 献 研 究
(1949—1979年)

1979

处方：苦栋叶

用法：切碎，撒入粪池内，撒一层即可。

第 三 方

作用：灭蛆。

处方：大麻子叶

用法：捣烂，投入粪池内即可。

第 四 方

作用：灭蛆。

处方：麦糠（大小麦糠均可）

用法：撒入粪池内，撒匀一层。

第 五 方

作用：灭蝇。

处方：烟筋（烟叶、梗筋均可）

用法：将烟筋碾成细面，加醋少许，再加红
糖适量，共调成糊状，摊在纸上，蝇
吃即死。

2

灭　蚊

蚊能传播脑炎、疟疾等病，蚊的幼虫是子孑。灭蚊最主要是灭子孑，严密控制其孳生场所，如填平污水坑，铲除杂草等。杀灭蚊：除用敌敌畏、敌百虫、可湿性六六六粉等药物外，应积极采用和推广土办法。

第　一　方

作用：灭子孑。

处方：苦栋子五斤　　苦栋叶五斤

用法：共捣烂，倒入污水坑内。

第　二　方

作用：灭子孑

处方：烟杆

用法：将烟杆碾成面，撒入污水坑内。

3

1949
新 中 国
地 方 中 草 药
文 献 研 究
(1949—1979年)
1979

第 三 方

作用：灭蚊

处方：臭蒿（驴尾蒿亦可）

用法：将臭蒿晒干，用火点着取浓烟熏房间，熏时将房间密闭，存烟一个小时左右。

第 四 方

作用：灭蚊。

处方：夜明砂若干　　线麻叶若干

用法：共为末，放在麦楷火上取浓烟熏房间，每间房需用二两左右。

灭 鼠

鼠类破坏性很大，并能传播鼠疫和地方性斑疹伤寒等病。灭鼠除发动群众采用各种

4

方法扑打外，还需采用药物毒杀。

作用：毒杀鼠。

处方：白信三钱　　白面七钱　　香油少许

用法：用冷水共调和成面块，做成四十九丸，摆放在鼠洞附近和鼠常去的地方，诱鼠吃药丸，吃下即死。但事先需绝食绝水，不准老鼠饮水。

灭　臭　虫

臭虫能吸人血，影响人的睡眠和健康。夏秋两季是臭虫活动的高峰日期。灭臭虫除采用滴滴涕、六六六、敌百虫等药物杀灭外，还可采用土验有效的方法消灭。

第　一　方

作用：灭臭虫。（杀灭臭虫卵效果好）

处方：辣椒水

5

1949

新 中 国
地 方 中 草 药
文 献 研 究
(1949—1979年)

1979

用法：用辣椒面一斤加水二十斤，搅匀，灌床缝或墙缝等藏有臭虫的地方。

第 二 方

作用：灭臭虫，（杀灭臭虫卵有效）

方法：用沸水反复浇烫臭虫隐藏的缝隙，或将藏有臭虫的用具煮沸。

6

传 染 病

流 行 性 感 冒

流行性感冒简称流感，是由流感病毒所致的传染病，常流行于春初，其传播很快，可形成大流行而严重影响劳动生产。主要症状是：突然恶寒、高烧、头痛、全身肌肉酸疼、结膜充血等。

第 一 方

主治：预防流感。

处方：贯仲若干

用法：用白布包住，放入吃水缸内，每七天换一次。

第 二 方

主治：流感初起，发热、头痛、咽干、恶

7

1949

新 中 国
地 方 中 草 药
文 献 研 究
(1949—1979年)

1979

寒。

处方： 青蒿叶一两　　白糖一两

用法： 水煎青蒿，冲白糖服。

第 三 方

主治： 流感，头痛、发热、无汗、恶寒。

处方： 浮萍草五钱

用法： 水煎服，一日一剂。

第 四 方

主治： 流感，发热、口渴。

处方： 白菜疙瘩一个　　芦根一两　　薄荷
三钱

用法： 水煎服，一日一剂。

第 五 方

主治： 流感。

处方： 银花一两　　连壳一两　　桔梗五钱

8

薄荷三钱　　竹叶三钱　　荆芥三钱

菊花三钱　　甘草三钱

用法：水煎服。

第 六 方

主治：流感。

处方：葛根三钱　　白芷四钱　　生石羔一

两　　荆芥四钱　　防风四钱　　甘

草一钱　　蜂蜜一两

用法：水煎服，另冲蜂蜜同时服下。

第 七 方

主治：流感，发热、头痛、口渴、咽痛。

处方：霜桑叶三钱　　生石羔一两

用法：水煎服。

麻 疹

麻疹俗称糠疮，是由麻疹病毒所致的急

9

1949

新 中 国
地方中草药
文 献 研 究
(1949—1979年)

1979

性传染病,多发于冬末春初,五岁以下小儿常见。出疹前,先有发热、咳嗽、打喷嚏、流清涕、眼泪汪汪、眼睛发红、怕光等症状,三至五天后先见耳后、面部出现皮疹,继则普及全身。

第 一 方

主治:预防麻疹。

处方:紫草三钱　　甘草一钱

用法:水煎服,一日一剂,连服七天,于麻疹流行期服之。

第 二 方

主治:预防麻疹。

处方:新生健康儿脐带一个　　朱砂五分

用法:将脐带用沙炮黄,加入朱砂共研细面,一日二次,每次服二分,连服七天。

10

第 三 方

主治：预防麻疹。

处方：白茅根五钱　　赤小豆二钱

用法：水煎服，一日一剂，连服七天。

第 四 方

主治：麻疹不出或出而不透。

处方：芫荽钱半（鲜的三钱）

用法：水煎服。

第 五 方

主治：麻疹出而不透。

处方：蝉脱三个　　葸胡二钱　　苏叶二钱

用法：水煎服。

第 六 方

主治：麻疹出而不透。

11

1949

新 中 国
地 方 中 草 药
文 献 研 究
(1949—1979年)

1979

处方：大葱白一个

用法：水煎服。

第 七 方

主治：麻疹，迎风回避。

处方：花椒十粒　　香油少许

用法：香油炒花椒，研面，开水冲服，服后取微汗即出。

第 八 方

主治：麻疹，迎风回避。

处方：湿生虫七个（即鼠妇子）

用法：研汁，温开水冲服，服后盖被取汗即出。

第 九 方

主治：麻疹，迎风回避。

处方：山查一·两

12

用法： 水煎服，盖被取汗即出（二 岁 小 儿
量 ）

第 十 方

主治： 麻疹，并发肺炎。

处方： 全瓜娄一钱　　大贝母八分　　生桑
皮一钱　　前胡一钱　　桔梗钱半
犀角七分　　甘草一钱

用法： 水煎服，徐徐饮下。

第 十 一 方

主治： 麻疹，并发喉炎。

处方： 马勃二钱　　云皮一钱　　青果一钱
大青叶一钱　　苏叶五分

用法： 水煎服，徐徐饮下。

第 十 二 方

主治： 麻疹，并发喉炎。

13

1949

新 中 国
地 方 中 草 药
文 献 研 究

(1949—1979年)

1979

处方：元参一钱　　　生地一钱　　　麦冬二钱
　　　　银花三钱　　　牛子八分　　　桔梗一钱
　　　　豆根八分　　　甘草一钱
用法：水煎服，徐徐饮下。

第 十 三 方

主治：麻疹后遗症，眼中有花。
处方：老书中生的纸鱼一个　　　冰片少许
用法：共研极细面，点眼，一日点二次。

白　　喉

　　本病是由白喉杆菌所引起的急 性 传 染病。多发于冬季，其主要症状是：初起有喉痛、头痛、发热、咽喉部有灰白色假膜，严重时面色苍白、口唇发紫、昏迷等。

14

第 一 方

主治：预防白喉。

处方：土牛夕二两

用法：水煎服，一日一剂，连服五剂，小儿
酌减。

第 二 方

主治：白喉。

处方：生地三钱　　元参三钱　　麦冬三钱
银花五钱　　连壳五钱　　土牛夕三
钱　　白芍三钱　　芦根二钱

用法：水煎服，一日一剂。

第 三 方

主治：白喉。

处方：白茄根一两　　白矾三钱　　冰片五
分

15

1949

新中国
地方中草药
文献研究
(1949—1979年)

1979

用法：将白茄根焙黄，共研细面，撒患处，
每日三次。

第 四 方

主治：白喉。

处方：巴豆七粒　　雄黄五钱　　桔梗五钱
贝母五钱　　郁金五钱

用法：共研细面，一至三岁每服三分，四至
六岁每服五分，七至十二岁 每 服 七
分，成人每服一钱，日服三次，用冷
开水加白糖冲服。

猩 红 热

猩红热是溶血性链球菌所引起的一种急
性传染病，多发于冬春两季，五岁以下小儿
较多见。其主要症状是发热、头痛、咽痛、
全身出现红色斑疹，密集融合成片，唯口周

16

围较少，舌尖有颗粒，呈杨梅状。

第 一 方

主治：猩红热，咽痛。

处方：咽喉草三钱　　银花三钱　　连壳三
　　　钱　　甘草一钱

用法：水煎服。

第 二 方

主治：猩红热。

处方：紫草三钱　　豆根三钱　　桔梗钱半
　　　鲜茅根五钱（干的亦可）　　甘草
　　　一钱

用法：水煎服。

第 三 方

主治：猩红热，高烧。

处方：野菊花一两　　野丝瓜（羊角楻）一

17

1949

新 中 国
地方中草药
文 献 研 究
(1949—1979年)

1979

棵　　白茅根一两

用法：水煎服。

第 四 方

主治：猩红热

处方：当归二钱　　银花三钱　　连壳五钱
地骨皮二钱　　紫草三钱　　甘草一
钱

用法：水煎服。

百 日 咳

百日咳是嗜血性杆菌所致的呼吸道传染病，多发于冬春两季，六岁以下儿童常见。主要症状是阵发痉挛性咳嗽，咳 则 连 声 不止，咳至吐出粘痰则暂止，夜间较重。

18

第 一 方

主治：百日咳，咳而吐粘痰。

处方：黄连一钱　　百部二钱　　朱砂三分
川贝五分

用法：水煎服。

第 二 方

主治：百日咳。

处方：鸡苦胆六个　　白糖二两

用法：每日服二次，每次苦胆半个，白糖适
量，开水冲服。

第 三 方

主治：百日咳。

处方：猪苦胆一个　　白糖一两

用法：加入开水30毫升，分六次服，每日早
晚各服一次。

19

1949

新 中 国
地 方 中 草 药
文 献 研 究
(1949—1979年)

1979

第 四 方

主治：百日咳。

处方：大蒜一两　　白糖二两

用法：共捣如泥，加水100C.C浸十个小时
后服用，每日三次，每次10C.C。

第 五 方

主治：百日咳，痉挛性咳嗽，咳而呕吐。

处方：白前五钱　　竹茹五钱　　二丑二钱

用法：水煎分六次服，共服二天。

第 六 方

主治：百日咳，眼角膜充血。

处方：黄连一钱　　黄芩一钱　　大黄二钱
桑皮二钱

用法：水煎服。

20

第 七 方

主治： 百日咳。

处方： 川贝二钱　　生石膏三钱　　熟石膏三钱　　朱砂二钱半

用法： 共为细面，每日三次，每次五分蜜，水冲服。

流行性腮腺炎

　　腮腺炎俗称"胙腮"，冬春季常见，多发于十五岁以下的儿童。本病初期有发热、头痛，继而腮腺红肿、热痛，发生在一侧或两侧。

第 一 方

主治： 腮腺炎初起，肿大或热痛。

处方： 瓦屋松二两　　冰糖五钱

1949

新 中 国
地 方 中 草 药
文 献 研 究
(1949—1979年)

1979

用法：共捣如泥，贴患处。

第 二 方

主治：腮腺炎，红肿热痛。
处方：马齿苋一斤
用法：捣烂如泥，贴患处。

第 三 方

主治：腮腺炎，红肿热痛。
处方：井底污泥　　冰片少许
用法：共搅匀，贴患处。

第 四 方

主治：腮腺炎。
处方：蝉酥一钱
用法：用水一两左右放入碗内，把蝉酥在水
内研细，涂患处。

22

第 五 方

主治： 腮腺炎，高烧。

处方： 赤小豆五钱

用法： 水煎服。

第 六 方

主治： 腮腺炎。

处方： 荆芥二钱　　防风三钱　　银花五钱
　　　　　连壳五钱　　桔梗三钱　　地丁五钱
　　　　　柴胡三钱　　白芷二钱　　甘草三钱
　　　　　公英五钱

用法： 水煎服。

第 七 方

主治： 腮腺炎初期，红肿热痛。

处方： 蛇脱一条（即长虫皮）　　鸡蛋四个

用法： 将蛇脱研细面，加入鸡蛋清炒成块，

23

1949

新 中 国
地 方 中 草 药
文 献 研 究
(1949—1979年)

1979

分四次服之，一日二次，开水送服。

流行性脑脊髓膜炎

本病简称流脑，是脑膜炎双球菌所致的急性传染病。多在冬春季流行，小儿较多见。其主要症状是发热、头痛、呕吐、嗜睡，继而迅速进入昏迷、抽风、颈项强直等。

第 一 方

主治： 予防流行性脑脊髓膜炎。

处方： 大蒜若干

用法： 内服，一日三次，一次二钱，饭前服，连服七天。

第 二 方

主治： 予防流行性脑脊髓膜炎。

处方： 黄连一钱

24

用法： 煎水50.ml用煎汁滴鼻，每日滴三次，
连滴七天。

第 三 方

主治： 予防流行性脑脊髓膜炎。

处方： 贯仲四两

用法： 将贯仲放入吃水缸内，七天换一次。

第 四 方

主治： 流脑、呕吐、头痛。

处方： 银花五钱　　连壳一两　　莲叶一两

　　　　竹叶三钱　　甘草一钱　　薄荷五钱

　　　　生石羔一两　　白茅根一两

用法： 水煎服，一日一剂，十岁以下量。

第 五 方

主治： 流脑、昏迷，抽风、颈项强直。

处方： 犀角钱半　　银花五钱　　全虫一钱

25

1949

新 中 国
地 方 中 草 药
文 献 研 究
(1949—1979年)

1979

蜈蚣一条　　莲叶五钱（昏迷、抽风甚者加羚羊角五分）

用法：水煎服。

第 六 方

主治：流脑、高烧、出汗、口喝、剧烈头痛。颈项强直。

处方：生石羔八两　　知母八钱　　花粉五钱

元参五钱　　生地四钱　　石决明三钱

犀角二钱（外包）　　生山药五钱

炙甘草三钱

用法：水煎服，一日两剂，（成人量）退热后，连服三至五剂。

第 七 方

主治：流脑，昏迷、角弓反张，两目直视，四肢厥冷，脉搏速而弱。

处方：知母八钱　　玉米一两　　钩藤五钱

26

天麻三钱　　生石羔八两　　朱麦冬
五钱

用法：水煎服，一日两剂，另服牛黄至宝丹
一日两次，一次半丸，成人量。

流行性乙型脑炎

本病是由病毒引起，经蚊子传染，发生
于夏秋季，其症状有发热或高热，头痛、呕
吐、嗜睡、继而出现昏迷、抽风、颈项强直
等。

第　一　方

主治：乙型脑炎，高热，剧烈头痛、昏迷、
抽风、呕吐。

处方：银花五钱　　连壳五钱　　知母三钱
虫退三钱　　犀角一钱　　姜虫二钱
山药三钱　　甘草一钱　　生石羔四

27

1949
新 中 国
地 方 中 草 药
文 献 研 究
(1949—1979年)
1979

两　　大青叶一两　　卜荷叶三钱

用法：水煎服，一日一剂，重者一日两剂，徐徐饮下，（二至五岁量）

说明：如抽风重者加全虫二钱　朱砂五分颈项强直重者加粉葛根三钱，呼吸气粗者加丝瓜络三钱

连服三剂主要症状即可缓解。再服四剂全部症状基本消失后，将处方改为半量，继续服若干剂以完全治愈为止。

結核性脑膜炎

本病是由结核菌经血型侵袭脑膜所致之一种传染病，多见于五岁以下小儿，发病缓慢。临床症状有发热、头痛、呕吐、颈项强直、抽搐、昏迷等。

主治：结核性脑膜炎。

28

处方： 花椒二十粒（去核）　　艾尖七个

　　　　香油三滴　　海盐一粒（如绿豆大）

　　　　木梳油少许

用法： 用水、醋各半煎服，应观察治疗。

水　痘

　　水痘是病毒所致之一种传染病，多发于一至三岁的小儿，四季都可见到。主要症状有微热，全身不适，皮肤出现丘疹，很快变为泡疹，内含透明或稍混浊液休，数天后结痂全愈。

第　一　方

主治： 水痘，日久不愈。

处方： 紫草五钱　　土苓三钱　　甘草一钱

用法： 水煎服，一日一剂，三剂全愈。

29

1949
新 中 国
地 方 中 草 药
文 献 研 究
(1949—1979年)
1979

第 二 方

主治：水痘，日久不愈。

处方：荆芥一钱　　防风二钱　　黄芩一钱

　　　　黄连五分　　滑石三钱　　石羔一钱

　　　　牛子一钱　　知母二钱　　枝子一钱

　　　　甘草五分

用法：水煎服，一日一剂，二至三剂全愈。

伤 寒

本病是伤寒杆菌引起的消化道传染病，多发于夏秋两季。主要临床表现为持续性高热、玫瑰疹、相对性缓脉、脾脏增大等，可有肠出血及肠穿孔等并发症。

第 一 方

主治：伤寒初起，身热、午后热甚。

30

处方：鲜青蒿一斤（干的二两）　　白糖二两

用法：将青蒿捣烂拧汁，冲白糖服，一日两次
分服。（干青蒿用水煎冲白糖服）

第　二　方

主治：伤寒初起。

处方：生地炭五钱　　炙麦冬五钱
鳖甲四钱　　青蒿一两

用法：水煎服。

第　三　方

主治：伤寒初起。

处方：马齿苋四两　　白茅根五钱　　生地
炭五钱　　鳖甲五钱　　青蒿一两

用法：水煎服。

第　四　方

主治：伤寒高热、口喝、微出汗。

31

1949

新 中 国
地 方 中 草 药
文 献 研 究
(1949—1979年)

1979

处方：黑枝子三钱　　生石羔一两　　知母四钱　　山药三钱　　元参五钱　　薄荷三钱　　麦冬三钱　　甘草一钱

用法：水煎服。

第 五 方

主治：伤寒：发热、心烦、舌燥、咽疼、目赤、鼻衄、肢冷、昏睡、呕吐、泄泻。

处方：生石羔一两　　酒黄芩三钱　　丹皮三钱　　生地三钱　　知母三钱　　炒枝子三钱　　川黄连三钱　　元参五钱　　竹叶三钱　　菊花三钱　　连壳五钱　　银花五钱　　青蒿一两　　犀牛角二钱

用法：水煎服。

32

痢　疾

痢疾是肠道传染病，系痢疾杆菌所致，多发于夏秋两季。其症状是：大便次数多，量少，带脓血，下坠，肚疼。重则恶心、高烧、四肢发凉等。

第　一　方

主治：红、白痢疾。

处方：山楂三两

用法：先将山楂炒成焦黄色，加糖再炒至微黑色为度。红痢用白糖一两；白痢用红糖一两；红白痢用红白糖各五钱，水煎服，成人一日量。

第　二　方

主治：红、白痢疾，肚痛下坠。

处方：鲜马齿苋二斤　　白面四两　　大蒜

33

1949

新 中 国
地 方 中 草 药
文 献 研 究
(1949—1979年)

1979

一两（捣汁）

用法：将马齿苋洗净切碎，加白面烙成馍若干，蘸大蒜汁一次服完。

第 三 方

主治：红、白痢疾，肚疼下坠。

处方：棉花花一两　蜂蜜二两　鸡蛋二个

用法：用蜂蜜炒棉花花，再加水煎，取煎汁冲鸡蛋一次服下。

第 四 方

主治：红痢。

处方：白头翁一两　秦皮三钱　黄柏三钱

用法：水煎服，一日一剂。

第 五 方

主治：久痢如脓。

处方：乌梅七个（去仁）

34

用法：水煎浓汁，加红糖一两冲服，一日一
　　　　剂。

第 六 方

主治：阿米巴痢疾。（久痢脓血而腥臭）
处方：鸭蛋子二两（去皮）　　元肉四两
用法：将鸭蛋子装元肉内，每次吃鸭蛋子二
　　　　十粒，一日三次，开水送下。

第 七 方

主治：阿米巴痢疾。
处方：椿白皮二两　　银花一两　　白头翁
　　　　一两　　枳壳三钱　　广木香三钱
　　　　甘草三钱
用法：水煎服，一日一剂，二至四剂全愈。

第 八 方

主治：中毒性痢疾，（噤口痢）身热不能食。

35

1949

新 中 国
地 方 中 草 药
文 献 研 究
(1949—1979年)

1979

处方：人参二钱　　黄连二钱（姜炒）
　　　莲子肉二钱
用法：水煎，小米汤送下，一日一剂，两剂
　　　全愈。

传染性肝炎

传染性肝炎，中医谓黄疸病，是一种传染病，分黄疸型，无黄疸型两种，四季均有，秋后比较多见。本病初起发冷，发烧，恶心，呕吐，食欲不振，继而巩膜及皮肤发黄。肝、脾肿大有压痛等。

第 一 方

主治：初期黄疸型肝炎。
处方：茵陈三两　　大枣十个
用法：水煎服，每日一剂，黄疸消失为止。

36

第 二 方

主治：初期轻度黄疸型肝炎。

处方：茵陈五钱　　枝子二钱　　大黄二钱

用法：水煎服，每日一剂。

第 三 方

主治：初期黄疸型肝炎，恶心、呕吐、食欲
　　　　不振。

处方：大麦苗四两　　滑石五钱

用法：水煎服，每日一剂。

第 四 方

主治：黄疸型肝炎。

处方：当归三钱　　白芍三钱　　茵陈一两

　　　　大黄二钱　　枝子二钱　　别甲三钱

　　　　石斛一两　　黄柏二钱　　胆草一钱

　　　　车前子三钱　　鸡中金二钱

37

1949

新 中 国
地方中草药
文 献 研 究
(1949—1979年)

1979

用法： 水煎服，一日一剂。

第 五 方

主治： 黄疸型肝炎，恶心、胸闷、右胁痛。

处方： 当归五钱　　　青皮五钱　　　砂仁三钱
　　　　竹茹五钱　　　茵陈五钱　　　紫草五钱
　　　　山楂五钱　　　麦芽五钱　　　生 白 芍
　　　　五钱

用法： 水煎服，成人量，黄疸消失停此药方。

说明： 身热皮肤痒者加银花一两，紫草加倍
　　　　量，如皮肤有出血点，体温39度以上
　　　　者，紫草可加至一两半，如鼻出血者
　　　　加藕节一两半

第 六 方

主治： 黄疸型肝炎，肝肿大，胸闷。

处方： 当归五钱　　　炒白芍五钱　　　青皮五
　　　　钱　　砂仁三钱　　　丁香一钱　　　川

38

山甲三钱　　鸡中金三钱　　玉金三
钱　　乌药三钱　　良姜三钱
桃仁四钱　　川朴四钱　　竹茹五钱
茯苓四钱　　别甲五钱　　山楂五钱
麦芽五钱　　紫草五钱　　胆草三钱
甘草三钱

用法：水煎服，每日一剂，十五剂为一个疗
程。

第 七 方

主治：传染性肝炎，（无黄疸）肝肿大，轻度
腹胀。

处方：党参二钱　　白术二钱　　当归五钱
炒白芍四钱　　茯苓三钱　　川山甲
三钱　　鸡中金三钱　　青皮三钱
砂仁三钱　　川朴五钱　　丁香一钱
乌药三钱　　良姜三钱　　桃仁四钱
山楂五钱　　麦芽五钱　　别甲五钱

39

1949

新　中　国
地 方 中 草 药
文 献 研 究
(1949—1979年)

1979

竹茹四钱　　炙甘草二钱

用法：水煎服，一日一剂。

第　八　方

主治：黄疸型肝炎，治疗病轻后用 此 方 巩
　　　固。

处方：茵陈三两　　枝子四钱　　黄柏三钱

猪苓四钱　　泽泻四钱　　白芍五钱

大黄五钱　　胆草五钱　　陈皮四钱

玉今四钱　　甘草三钱

用法：水煎服，一日一剂，连服五剂。

淋巴腺结核

本病俗称老鼠疮，又称瘰疬。是结核菌
引起的疾病，某些患者与患肺结核有一定关
系。其症状是：初期在脖子的筋附近或下巴
下面两侧或一侧摸着有筋疙瘩（淋 巴 结 肿

40

大），彼此分离，可移动，无疼痛，继则慢慢肿大变硬，晚期溃破。形成不易愈合的溃疡。病人可有结核病的全身症状，如发热，乏力等。

第 一 方

主治： 鼠疮不愈合。

处方： 黄香四两　陈脂油八两（猪板油亦可）槐条一把　草纸若干

用法： 将黄香、脂油共捣一处，摊在纸上，将槐条放中心卷成纸卷。点燃一头滴油成羔，外贴患处，三日一换，十五日全愈。

第 二 方

主治： 淋巴结核。（初溃）

处方： 生石羔　生桐油各等量

用法： 将生石羔研极细面，用生桐油调成糊

41

1949
新　中　国
地方中草药
文　献　研　究
(1949—1979年)
1979

状，贴于患处，每三天换一次。

第　三　方

主治：淋巴结核（未溃已溃）

处方：猫眼草三十斤

用法：将药洗净，先用十斤加水三十斤煎熬，一小时后去渣，再加药十斤煎熬，一小时后去渣，再加药十斤煎熬，一小时后去渣滤净，用文火再熬成羔备用，用时摊在布上贴患处，五天一换。

第　四　方

主治：淋巴结核（未溃已溃）

处方：细辛一两　　白信一两　　猪板油二两

用法：上药共捣一处，用草纸卷成卷，点燃滴油，再加入香油少许调匀，涂患

42

处。

第 五 方

主治：淋巴结核。（朱溃已溃）

处方：猫头骨一个　　冰片少许

用法：将猫头骨放瓦上焙黄，共研细面，用
　　　　蓖麻油调糊，涂患处，一日一次。

第 六 方

主治：淋巴结核。（收口用）

处方：生龙骨　　生牡历　　生石灰各等分

用法：共研极细面，撒患处，一日一次。

第 七 方

主治：淋巴结核（已溃）

处方：棉籽油四两　　老黄香一斤

用法：黄香研面，与油共合一起，用槐条搅
　　　　成糊状，贴患处。

43

1949

新 中 国
地 方 中 草 药
文 献 研 究
(1949—1979年)

1979

第 八 方

主治：淋巴结核。（未溃已溃）

处方：猫爪草二两　　　夏枯草一两　　　黄酒二两

用法：水煎加黄酒服，一日一剂，连服七天，隔七天，再连服七天，共服三周全愈。

第 九 方

主治：结核性腹膜炎。（腹膜积水）

处方：麻黄一斤　　　马前子二两（炒黄）

用法：共为细面，用水调涂患处，一日一次。

第 十 方

主治：淋巴结核。（结核散1号）

处方：玉米二两　　　班毛一两

用法：将玉米、班毛混炒至班毛翅足成炭为

44

度，去玉米不用，将班毛研成细面，一日三次，每次二厘，连服一至三个月，黄酒引，孕妇禁服，尿频应停药一天再服。

第 十 一 方

主治：淋巴结核。

处方：鸡蛋七个　　木别子七个

用法：将鸡蛋用针扎数孔，与药一块煮熟，每天吃鸡蛋一个，第四至五天，每天吃两个。

第 十 二 方

主治：各种结核（结核散2号）

处方：玉米二两　　班毛一两

用法：将班毛放在锅底，玉米蒙在上边，将锅口封好，放火上焙成炭，共为细面，一日三次，每次三分，黄酒送

1949

新 中 国
地 方 中 草 药
文 献 研 究
(1949—1979年)

1979

下，孕妇忌服，尿频应停药一天再服。

肺 结 核

肺结核俗称肺痨，是常见的慢性传染病。一般的症状有咳嗽，下午微发热、颧骨潮红、甚则吐痰带血、自汗、盗汗等。

第 一 方

主治：浸润性肺结核。

处方：菠菜

用法：生熟吃都行，每日吃一斤，连服两个月。

第 二 方

主治：浸润性肺结核，咳嗽微烧。

处方：百布二斤　　蜂蜜一斤

46

用法：先煎百布取煎汁，加蜂蜜再熬成羔备
用。每次三钱，一日吃三次，

第 三 方

主治：空洞性肺结核。
处方：白芨面二钱　　白糖三钱　　白豆腐
　　一斤
用法：用豆腐蘸白芨、白糖吃，一日三次吃
　　完。四十五天全愈

第 四 方

主治：空洞性肺结核，咳血。
处方：白芨面适量
用法：每次三钱，一日两次，小米汤上的泡
　　沫为引冲服。

第 五 方

主治：空洞性肺结核咯血。

47

1949

新 中 国
地 方 中 草 药
文 献 研 究
(1949—1979年)

1979

处方：菠菜籽一两　　白芨一两　　百合
五钱

用法：共为细面，每次二钱，一日两次。

第 六 方

主治：肺结核空洞期，口鼻干燥。

处方：白芨四两　　川贝一两　　海螵蛸
二两　　百合一两

用法：共为细面，每次三钱，一日三次。

第 七 方

主治：肺结核，骨蒸潮热、咳嗽带血。

处方：龙骨五钱　　牡历七钱　　没药三钱
沙参三钱　　茯苓四钱　　白芨一两
桑花一两　　山药五钱　　蛤蚧一对
（去头足）　　公英二钱

用法：水煎服、早晚两次服完。

48

第 八 方

主治： 肺结核，骨蒸、自汗、咳嗽 带 血 。
（浸润期空洞期都有效）。

处方： 阿胶八两　　大贝四两　　黑黄芩八
两　　蛤蚧一对　　建曲八两　　结
核散六两（结核散详见淋巴结核病）

用法： 共为细面，炼蜜为丸，三钱重，每次
一丸，一日三次。

禁忌： 孕妇、肾炎。尿频者停药一天，以后
应减量一半再服。

骨 结 核

主治： 骨结核，腰椎结核，骨髓炎。

处方： 黄香一斤　　血力花四两　　大麻籽
二两　　银珠六两　　石羔半斤
洋冰二两

49

1949

新 中 国
地 方 中 草 药
文 献 研 究
(1949—1979年)

1979

用法：共和一处，锤成燕为度，敷患处。

破 伤 风

破伤风（新生儿称四六风）是破伤风杆菌传染，初则牙关紧，面部肌肉痉挛，呈苦笑表情，颈项强直，抽搐，角弓反张，全身发硬，发烧等。

第 一 方

主治：预防小儿四六风。

处方：乌鸡蛋一个

用法：用手指蘸蛋清，在新生儿尾骨上端处揉研，揉一至三分钟，即有硬黑毛出现，象猪毛一样，多至几十根。用摄子将黑毛拔掉，即起预防作用。

50

第 二 方

主治：破伤风。

处方：蝉脱（去头足）四两　　黄 酒 四 两
（白酒二两亦可）

用法：水煎，黄酒冲服，一日一剂，小儿酌
减。

第 三 方

主治：破伤风。

处方：蝉脱一两　　白胡椒七粒　　鸡中金
一个　　黄酒四两

用法：将药共为细面，黄酒冲服，或水煎服
亦可（成人量）。

第 四 方

主治：破伤风。

处方：蓖麻子四十粒　　巴豆七粒　　大葱

51

1949

新 中 国
地 方 中 草 药
文 献 研 究
(1949—1979年)

1979

三寸

用法：共捣如泥，敷双手心，以出汗为度。

第 五 方

主治：破伤风。

处方：真霜桑叶二两

用法：水煎服，一日一剂，服后微出汗。
（成人量）

第 六 方

主治：破伤风。

处方：蝉脱七钱　　手指甲十个

用法：共焙黄为细面，黄酒送下，出汗即
愈。

第 七 方

主治：破伤风。

处方：臭班虫三个

52

用法：焙黄研面，黄酒二两，一次冲服．服
　　　后出汗即愈。（成人量）

布鲁氏杆菌

　　本病又称波浪热，是布鲁氏菌所致的急
性、亚急性或慢性传染病，经皮肤 粘 膜 传
染，以波浪热、多汗、关节痛为主要症状。
病情轻重和病程长短不一，以反复发作为其
特点。

主治：发烧，关节疼，四肢无力，不想吃东
　　　西。

处方：桑寄生五钱　　独活三钱　　羌活三
　　　钱　　桂枝三钱　　白芍三钱　　　地
　　　骨皮一两　　别甲五钱　　防风三钱
　　　青蒿五钱　　青皮三钱　　知母三钱
　　　甘草一钱

用法：水煎服，一日一剂，三至五剂可愈。

1949

新中国
地方中草药
文献研究
(1949—1979年)

1979

寄 生 虫

寄生虫常见的有：蛔虫、蛲虫、钩虫、绦虫等。

蛔 虫 病

蛔虫俗称（混屎虫），其体状是园形，长约数寸。本病是患者吃了被蛔虫卵污染的食物所致。成虫寄生在人体的肠内。主要症状有脐周围不固定的疼痛，或吐虫、便虫等，严重者肚大青筋，面黄肌瘦。

第 一 方

主治：蛔虫。

处方：苦楝根白皮三两　　二丑二钱　　花椒八分

54

用法：水煎服。（成人量）

第 二 方

主治：蛔虫。

处方：使君子仁一两

用法：焙黄，捣面，一次服。（成人量）

第 三 方

主治：蛔虫。

处方：苦楝根白皮四钱　　雷丸二钱　　黑
　　　　虱三钱　　大白一两　　花 椒 一 钱
　　　　乌梅二个　　紫苏四钱　　大黄三钱
　　　　二丑三钱

用法：水煎服。

蛲 虫 病

蛲虫：长约半寸，色白，寄生于人体直

55

1949
新 中 国
地 方 中 草 药
文 献 研 究
(1949—1979年)
1979

肠内，出入活动于肛门。因而肛门搔痒，夜间更甚。

第 一 方

主治：蛲虫。

处方：榧子三两

用法：用水浸泡一夜，早饭前水煎服。一剂愈。

第 二 方

主治：蛲虫。

处方：蓖麻油二两　　鸡蛋二个

用法：用蓖麻油炒鸡蛋，一次吃。（成人量）

第 三 方

主治：蛲虫。

处方：雷丸三钱　　大白五钱　　大黄五钱

56

二丑五钱

用法：水煎服。

縧 虫 病

绦虫是人体最大的寄生虫，长约数尺至数丈，形体扁平如带状，分节片，每节长寸许。患者大便时常排出节片。有能吃易饥，身体无力，面黄饥瘦等。

第 一 方

主治：绦虫。

处方：南瓜籽（去皮）二两　　槟榔二两
　　　　芒硝一两

用法：先将南瓜籽捣烂，加白糖少许，一次
　　　　服；停两小时再服槟榔（水煎剂）；
　　　　再停两小时服芒硝（开水溶化服）。

57

1949

新 中 国
地 方 中 草 药
文 献 研 究
(1949—1979年)

1979

第 二 方

主治：绦虫。

处方：南瓜籽三两　　槟榔三两　　石榴皮
五钱　　大黄二钱　　芒硝二钱

用法：先将南瓜籽捣碎吃下，停两小时再服
下三味药水煎汁，最后服芒硝。

第 三 方

主治：绦虫。（蛔虫亦有效）

处方：槟榔二两　　黑虱三钱　　武荑三钱
苦子仁四钱　　大黄八钱　　二丑四
钱　　甘草二钱　　雷丸三钱

用法：水煎服。

钩 虫 病

钩虫寄生于十二指肠，主要表现为一般

58

虚弱、贫血、面黄、头晕、无力等。

主治：钩虫。

处方：贯仲二两　　槟榔三钱　　荆芥二钱

紫苏三钱　　苦楝根皮八钱

用法：水煎服，每日一剂，连服五剂有效。

肠道滴虫病

滴虫寄生在肠内的称为肠道滴虫病。患者有慢性腹泻症状，吃止泻药无效。

主治：肠道滴虫。

处方：白果仁

用法：每饭前生吃七个，连吃七天。

59

1949

新　中　国
地 方 中 草 药
文 献 研 究
(1949—1979年)

1979

内　科

感　冒

感冒俗称伤风，是由外感风邪所致，四季都有发生。症状表现 有 头 痛、流涕、喷嚏、恶风、发热，重则咳嗽等。

第　一　方

主治：感冒初起，头痛、发热、无汗。
处方：生谷一把，
用法：冷水冲服，服后盖被取汗即愈。

第　二　方

主治：感冒初起，头痛、微热、无汗。
处方：圪把皮草一把。
用法：水煎服，服后盖被取汗即愈。

60

第 三 方

主治：感冒初起，微热、头微痛、鼻塞、喷嚏。

处方：白菜根一两，大葱白七寸长。

用法：水煎服，服后盖被出汗。

第 四 方

主治：感冒初起，恶寒、鼻塞。

处方：大葱白二根。

用法：水煎服，服后出汗。

第 五 方

主治：感冒初起，发热、头痛。

处方：冰糖一两　　茶叶三钱

用法：水煎茶叶，冲冰糖服。服后出汗。

61

1949

新 中 国
地方中草药
文 献 研 究
(1949—1979年)

1979

第 六 方

主治：感冒身热、头痛、无汗。
处方：白矾一钱　　广丹八分
用法：共研细面，葱、盐、醋调和贴手心。
倾刻出汗。

第 七 方

主治：感冒发冷、发热、喷嚏，流清涕。
处方：苏叶三钱　　白芷四钱　　荆芥四钱
防风四钱　　生石羔四钱　　甘草一
钱
用法：水煎服，蜜一两为引。服后出汗即
愈。

咳 嗽

咳嗽是肺系疾病的主要症状之一，很多

62

病都有这个症状，如外感、内伤等。

第　一　方

主治：咳嗽（肺热）。

处方：梨三个　　蜜三两

用法：将梨核挖去，装入蜜，蒸熟，一天吃一个。

第　二　方

主治：嗽嗽，（肺热）

处方：白萝卜切片一两　　蜜一两

用法：先将蜜熬开，加入白萝卜片炒熟，开水冲服。

第　三　方

主治：咳嗽，吐清痰、遇凉咳甚。

处方：棉花蕾七个（未开花前）红糖一两

用法：水煎棉花蕾冲红糖服下。

63

1949

新 中 国
地 方 中 草 药
文 献 研 究
(1949—1979年)

1979

第 四 方

主治：咳嗽（肺寒）。

处方：生姜一钱　　　红糖三钱

用法：水煎服。

第 五 方

主治：咳嗽（肺寒）

处方：棉油三钱　　　艾叶七个

用法：用棉油炸艾叶，去渣取油内服。

第 六 方

主治：咳嗽吐粘痰。

处方：杏仁三钱　　　桑皮三钱　　　川贝二钱

用法：水煎服。

第 七 方

主治：咳嗽吐粘痰。

64

处方：炙冬花三钱　　橘红二钱　　白萝卜
　　　五钱　　炙甘草五分。
用法：水煎服。

哮　　喘

　　哮喘是一种反复发作的常见病，多数是
遇冷则犯，有的遇热也犯。症状有呼吸困
难，甚至张口抬肩，上不来气等。

第　一　方

主治：哮喘闷气、咳嗽。
处方：麻黄三钱　　杏仁四钱　　生石羔四
　　　钱　　二丑四钱　　茶叶二钱　　甘
　　　草一钱
用法：水煎服。

65

1949

新 中 国
地 方 中 草 药
文 献 研 究
(1949—1979年)

1979

第 二 方

主治：哮喘，冬季喘甚（寒症）。

处方：花椒八分　　肉桂一钱　　干姜一钱

牙皂一钱

用法：水煎服。

第 三 方

主治：哮喘。

处方：香油一两　　蜂蜜一两

用法：香油炒蜂蜜内服，一日一剂，连服一

个月可愈。

第 四 方

主治：哮喘，受凉发作。

处方：生姜五钱　　鸡蛋一个。

用法：共煮熟，趁热吃下即止。

66

第 五 方

主治：哮喘，长期发作。

处方：杏仁半斤　　川贝二两　　麻黄一两
冰糖二两　　蜂蜜四两

用法：前三味共为细面，再 将 冰 糖、蜜熬
开，加入药面熬成羔备用。早晚各服
三钱，开水送下。

第 六 方

主治：哮喘。

处方：白信一钱　　淡豆豉一两　　白矾三
钱　　白面适量

用量：共为细面，白面糊为丸，如绿豆大，
成人每次服 7 —— 9 丸，每 晚 服 一
次，冷开水送下。

67

1949
新 中 国
地 方 中 草 药
文 献 研 究
(1949—1979年)
1979

大 叶 肺 炎

本病是由肺炎双球菌引起，主 要 有 恶寒、高烧，胸痛、咳嗽、吐铁锈色痰，或出现昏迷、惊厥等症状。

第 一 方

主治：大叶肺炎。

处方：全瓜娄五钱　　贝母二钱　　桔梗五钱　　公英一两　　二花五钱　　元参三钱　　甘草三钱

用法：水煎服，一日一剂，

第 二 方

主治：大叶肺炎，高烧、咳嗽。

处方：元参三钱　　麦冬五钱　　公英一两花粉五钱　　桔梗五钱　　连壳一两生桑皮四钱　　黄连二钱　　大贝三

68

钱　　山查三钱　　麦芽三钱　　青

蒿一两

用法： 水煎服。

第　三　方

主治： 大叶肺炎、初起发冷高烧。

处方： 苏叶一两　　生石羔二两

用法： 水煎服，一日一剂。

第　四　方

主治： 大叶肺炎，高烧、咳嗽、昏迷、惊
厥。

处方： 麻黄二钱　　杏仁三钱　　生石羔一
两　　黄芩五钱　　黄连二钱　　银
花一两　　连壳一两　　元参五钱
生地五钱

用法： 水煎服。

69

1949

新中国
地方中草药
文献研究
(1949—1979年)

1979

肺 脓 肿

肺脓肿也叫肺痈。本病是肺内生痈化脓。其主要症状有胸痛、咳吐脓血、或有发热、寒战等。

第 一 方

主治：肺脓肿初期胸痛。

处方：荣花树根皮三钱

用法：水煎服，每日一剂，连服二十天有效。

第 二 方

主治：肺脓肿，出臭气。

处方：桔梗一两半　　甘草二钱

用法：水煎服，每日一剂。

70

第 三 方

主治：肺脓肿，咳嗽、吐腥臭脓痰。

处方：银花一两　　连壳一两　　生玉米一

两　　桔梗五钱　　桃仁三钱　　贝

母三钱　　鲜芦根一两　　甘草二钱

用法：水煎服，每日一剂、五剂愈。

第 四 方

主治：肺脓肿发热、咳嗽、吐脓。

处方：花粉五钱　　公英一两半　　青蒿五

钱　　全瓜娄四钱　　桔梗一两

银花五钱　　连壳一两

用法：水煎服，一日一剂，五至十剂可愈。

第 五 方

主治：肺脓肿吐脓痰，午后微热。

处方：白芨五钱　　公英一两半　　生玉米

71

1949

新 中 国
地 方 中 草 药
文 献 研 究
(1949—1979年)

1979

一两半　　　银花五钱　　　辽沙参五钱
甘草三钱

用法：水煎服一日一剂，十剂可愈。

第 六 方

主治：肺脓肿，发热咳嗽、胸痛、吐腥臭脓
痰。

处方：黄连　　　黄柏　　　黄芩各等分

用法：共为细面，每次二钱，一日三次。

第 七 方

主治：肺脓肿，咳嗽、吐臭痰。

处方：霜打北瓜秧焙黑三钱（即南瓜秧）
霜打槐叶三钱

用法：开水冲服，一日一剂。

第 八 方

主治：肺脓肿，身热咳嗽、胸痛 、 午后热

72

甚，自汗。

处方：云皮四钱　　炙天冬四钱　　炙寸冬

五钱　　生地炭五钱　　桔梗五钱

公英一两　　别甲五钱　　大贝三钱

黑黄芩五钱　　花粉三钱　　炙桑皮

三钱　　山楂五钱　　麦芽四钱

甘草三钱

用法：水煎服，一日一剂。十剂可愈。

胃　痛

胃痛俗称胃气痛，心口痛。本病多因饮食不节等所致，症状多痛在脐上胸下部位。

第　一　方

主治：胃痛（寒症）。

处方：螃蟹（焙黄）五个　　乳香二钱

没药二钱

73

1949

新 中 国
地方中草药
文 献 研 究
(1949—1979年)

1979

用法：共为细面、每服二钱，一日三次，红
糖冲服。

第 二 方

主治：胃痛（寒症）。

处方：猪肝一斤　　生姜四两

用法：将猪肝切片，生姜切碎，混合加醋适
量，煮熟内服，每次吃二两，一日吃
三次。

第 三 方

主治：胃痛（受凉则痛）。

处方：老石灰三钱　　大枣十个（去核）

用法：共捣如泥，早、晚两次分服。

第 四 方

主治：胃痛（气滞）。

处方：五灵指三钱

74

用法：研面、开水一次送下。

第 五 方

主治：胃痛（蛔虫引起）。

处方：老石灰三钱（研面）　　　醋一两

用法：醋冲服。

第 六 方

主治：胃痛，时痛时止。

处方：丹参一两　　　砂仁三钱　　　檀香三钱

用法：水煎服。

第 七 方

主治：胃痛，急性痉挛性痛。

处方：乳香三钱　　　没药三钱　　　灵脂三钱
　　　　　元胡三钱　　　桃仁四钱　　　广木香二
　　　　　钱

用法：水煎服。一剂即愈。

75

1949
新 中 国
地 方 中 草 药
文 献 研 究
(1949—1979年)
1979

胃及十二指肠溃疡

本病的主要症状是：经常上腹部微痛不舒、发作时痛甚、呕哕，重则呕血，或大便黑色。如有剧烈疼痛者应考虑穿孔问题。

第 一 方

主治：胃及十二指肠溃疡。

处方：鸡蛋壳

用法：焙黄研面，每服一钱，一日三次，开水送下。

第 二 方

主治：胃及十二指肠溃疡。

处方：羊肉一斤　　冬虫草一两

用法：共煮熟，汤肉全吃，一日二次，四次吃完。

第 三 方

主治：胃及十二指肠溃疡，遇寒则痛甚。

处方：良姜三两　　香附二两　　乌贼骨一两

用法：共为细面，每日三次，每服一钱。

第 四 方

主治：胃及十二指肠溃疡，呕吐嗳气，大便色黑。

处方：乌贼骨一斤　　大贝三两　　甘草半斤

用法：共为细面，每服一钱，一日三次。

第 五 方

主治：胃及十二指肠溃疡，呕吐嗳气、大便色黑。

处方：乌贼骨三两　　瓦楞子一两半

77

1949

新 中 国
地 方 中 草 药
文 献 研 究
(1949—1979年)

1979

用法：共为细面，每服二钱，一日三次。

第 六 方

主治：胃及十二指肠溃疡。

处方：枯矾四两　　元胡一两　　乌贼骨三两　　蜂蜜六两

用法：上药研面，蜜为丸三钱重，日服三次，每次一丸。疗程一月以上。

胃 下 垂

胃下垂是指胃体低于原正常位置。

第 一 方

主治：胃下垂。

处方：白术五钱　　杭芍三钱　　附子三钱　　棉芪四钱　　干姜三钱

用法：水煎服，一日一剂，连服十剂可愈。

78

第 二 方

主治：胃下垂。

处方：棉芪五钱　　焦白术五钱　　乌贼骨
一两

用法：水煎服，一日一剂，十剂有效。

第 三 方

主治：胃下垂。

处方：川山甲二钱　　鸡内金二钱　　党参
三钱　　焦白术三钱　　瓦楞子五钱

用法：水煎服，一日一剂，十至二十剂效。

腹 泻

腹泻俗称泄肚、拉肚，是指 排 便 次 数
多，粪便稀，甚至泻出如米泔水样。

79

1949

新 中 国
地 方 中 草 药
文 献 研 究
(1949—1979年)

1979

第 一 方

主治：腹泻。

处方：小虫卧单（普地筋）一两　　红糖一两

用法：水煎冲红糖一次服。

第 二 方

主治：腹泻如水。

处方：涩洛秧二两

用法：水煎服，一日二次分服。（成人量）

第 三 方

主治：久泻。

处方：石榴皮

用法：焙黄研细面备用，每服二钱，一日两次。（成人量）

80

第 四 方

主治：腹泻如米泔水。

处方：车前草三棵　　猪牙草一两

用法：水煎服。

第 五 方

主治：腹泻。（吃肉喝冷水引起）

处方：黑山楂一两　　车前子一两（纱布包）

用法：水煎服。

第 六 方

主治：腹泻。

处方：石榴皮（土炒）五钱　　车前子三钱
　　　　姜虫三钱　　蝉蜕三钱

用法：水煎服。

81

1949

新 中 国
地 方 中 草 药
文 献 研 究
(1949—1979年)

1979

第 七 方

主治：腹泻。（伤食引起）

处方：神曲五钱　　山楂五钱　　麦芽五钱
车前子五钱

用法：水煎服。

第 八 方

主治：腹泻肠鸣、呕吐。

处方：党参三钱　　半夏四钱　　干姜二钱
黄连二钱　　黄芩三钱　　生姜三片
大枣四个

用法：水煎服。

第 九 方

主治：腹泻呕吐、肚疼。

处方：茯苓四钱　　白术五钱　　滑石八钱
竹茹三钱　　麻黄三钱

用法：水煎服，徐徐饮下。

第 十 方

主治：腹泻呕吐。

处方：藿香三钱　　青皮三钱　　砂仁钱半　　黑山楂五钱　　生大麦芽五钱　　车前子五钱

用法：水煎服。

第 十 一 方

主治：腹泻。（泻下黄绿色粪）

处方：槐米二两

用法：用香油炒槐米，水煎服。

第 十 二 方

主治：五更泻。

处方：故子二钱　　莫芋子二钱　　柯子肉二钱　　五味子三钱　　生姜三钱

1949

新 中 国
地 方 中 草 药
文 献 研 究
(1949—1979年)

1979

用法：共为细面，大枣肉为丸，如桐子大，
每服十五丸，一日二次，开水送下。

第 十 三 方

主治：五更泻。

处方：人参三钱　　附子三钱　　炮姜三钱
白术五钱

用法：水煎服。

第 十 四 方

主治：久泻。

处方：高粱花一把

用法：炒黄水煎加红糖二两 冲 服。（成 人
量）

第 十 五 方

主治：久泻。

处方：小柿（开花后的小柿）五钱

84

用法：焙干为面，一次服，开水送下。（成
　　　人量）

消 化 不 良

消化不良俗称食滞，多由于饮食不节所
致。有肚痛、肚胀、不思饮食、大便稀溏等
症状。

第 一 方

主治：消化不良肚胀、不思饮食。
处方：蜜炙二丑三钱
用法：水煎服。（服后有缓泻）

第 二 方

主治：消化不良胸闷、不思食。
处方：大黄一两　　二丑二两　　大白五钱
用法：共为细面，每服一钱，一日三次，饭

85

1949

新 中 国
地方中草药
文 献 研 究
(1949—1979年)

1979

前开水送下。

第 三 方

主治：消化不良胸闷、肚胀。

处方：卜子二两　　陈皮二两　　木香一两

用法：共为细面，每次服一钱，一日三次，
开水送服。

第 四 方

主治：消化不良胸腹胀满。

处方：山楂五钱　　麦芽五钱　　大白三钱
枳实三钱　　卜子二钱　　大黄二钱

用法：水煎服。

第 五 方

主治：消化不良。（有积滞）

处方：川山甲二钱　　别甲二钱　　龟板二
钱　　鸡中金二钱　　卜子二钱

86

二丑二钱

用法： 共为细面，每服一钱，一日三次，开
　　　　水送下。

呕　　吐

呕吐是一个症状，可由多种病所引起，
如中暑、晕车、肠胃有热、有寒、或虚、或
实以及饮食不节，和其它传染病等都可发生
本病。

第　一　方

主治： 恶心呕吐。

处方： 锅心土一把

用法： 开水冲，澄清去土渣，将清一次服。

第　二　方

主治： 恶心，食下即吐。

87

1949

新中国
地方中草药
文献研究
(1949—1979年)

1979

处方：寒水石二钱　　石羔二钱　　六一散
二钱

用法：共为细面，生姜引煎水冲服。

第 三 方

主治：恶心呕吐。

处方：生山药二两　　清半下一两

用法：山药研面，半夏煎水分三次冲服。

第 四 方

主治：伤食呕吐。

处方：石羔三钱　　神曲三钱　　半下三钱
砂仁三钱

用法：水煎服。

第 五 方

主治：恶心呕吐。

处方：半下三钱　　藿香四钱　　青皮四钱

88

陈皮四钱　　砂仁三钱　　广木香
一钱　　枳壳四钱　　禹粮石四钱
代赭石八钱

用法：水煎服。

第　六　方

主治：急性恶心呕吐。

处方：广藿香三钱　　青皮三钱　　砂仁一
钱半　　竹茹三钱

用法：水煎服。

第　七　方

主治：呕吐，（受凉）。

处方：藿香三钱　　丁香二钱　　肉桂钱半
干姜钱半

用法：水煎服。

89

1949

新 中 国
地 方 中 草 药
文 献 研 究
(1949—1979年)

1979

第 八 方

主治：恶心呕吐。

处方：藿香二钱　　竹茹二钱　　甘草一钱
锅心土一把

用法：水煎服。

第 九 方

主治：呕吐。

处方：井内的绿毛适量　　白糖一两

用法：开水冲服。

第 十 方

主治：呕吐。

处方：土蜂窝一个（研面）　　井内的绿毛
适量

用法：开水冲服。

90

呃　　逆

呃逆是横膈膜痉挛，农村俗称打疙吱。症状有气逆上冲，喉间呃呃连声，声短而频，不能自制。

第　一　方

主治：呃逆。

处方：柿蒂七个

用法：水煎一次服下。

第　二　方

主治：呃逆。

处方：生赭石一两　　生姜五钱

用法：水煎服。

第　三　方

主治：呃逆，日久不愈。

91

1949

新 中 国
地 方 中 草 药
文 献 研 究
(1949—1979年)

1979

处方：吴芋籽钱半　　黄连二钱
用法：共捣碎微炒后，水煎服。

第 四 方

主治：呃逆，日夜不停，有时呕吐。
处方：生赭石一两　　降香三钱　　丁香
一钱　　竹茹五钱　　生姜五钱
半下三钱　　柿蒂十个
用法：水煎服。

第 五 方

主治：呃逆。
处方：云故纸五钱
用法：水煎，早晚各一次服。

吐 血

吐血是一个症状，很多原因都可以引

92

起、多属肺部疾患。这里所收集的仅系对症治疗的有效方剂。

第 一 方

主治：肺结核吐血，和原因不明吐血。

处方：生藕一斤　　白糖半斤

用法：将藕老皮去掉切片，白糖验藕徐徐吃。

第 二 方

主治：常年吐血。

处方：茜草根一两（碾面）

用法：每次二钱，一日三次，开水送下。

第 三 方

主治：吐血下血。

处方：百草霜面

用法：每次二钱，一日两次，米清调服。

93

1949

新 中 国
地 方 中 草 药
文 献 研 究
(1949—1979年)

1979

第 四 方

主治：吐血、咳嗽带血。

处方：茅根一两　　贡胶一两　　枝子五钱
　　　　甘草一钱

用法：水煎服，一日一剂。两剂可痊

第 五 方

主治：胃出血。

处方：红煤球向水中焠七次，木炭四两

用法：将煤球捞净加木炭再熬服。

第 六 方

主治：吐血、胃出血，喉头、食道破出血。

处方：田三七二钱　　藕节一两半　　黑枝
　　　　子三钱　　鲜茅根一两

用法：水煎服。

94

鼻 衄

鼻衄俗称流鼻血，本病原因很多，有外伤引起的，有内脏疾病引起的，但因内热导致鼻衄的较多。

第 一 方

主治：鼻衄、突然大出血。

处方：鲜小蓟一把（齿牙菜）

用法：捣烂，拧汁加白糖一两一次冲服。

第 二 方

主治：鼻衄。

处方：血余炭（头发烧成炭）研面

用法：每次内服一钱，一日一次。

说明：同时将血余面少许吹入鼻内。或用大蒜糊足心。

1949

新 中 国
地 方 中 草 药
文 献 研 究
(1949—1979年)

1979

第 三 方

主治：鼻衄。（单纯性出血）

处方：白茅根二两　　鲜柏叶一两

用法：水煎服。（先用冷水洗头）

第 四 方

主治：鼻衄（因热引起）

处方：鲜生地二两（干的一两）

用法：将生地捣烂，拧汁加白糖一两一次服。干的水煎服。

第 五 方

主治：鼻衄、慢性出血。

处方：葵花朵一两

用法：水煎服。

96

第 六 方

主治：鼻衄。

处方：用患者流出的血点其两眼内。

第 七 方

主治：鼻衄。

处方：辛荑三钱　　蒙花三钱　　白芍五钱

　　　　栀子炭五钱　　阿胶珠五钱　　茅恨

　　　　一两　　小蓟五钱　　田三七二钱

　　　　侧柏炭一两

用法：水煎服。

肾　　炎

肾炎有急、慢性两种。急性者，多有发热、浮肿，血压增高、尿量少、色红黄，以尿中有蛋白、管型等。慢性者，多由急性演

97

1949
新 中 国
地方中草药
文 献 研 究
(1949—1979年)
1979

变而致。除有浮肿、血压高，及尿中有蛋白，且有面色黄、衰弱等症。

第 一 方

主治：急性肾炎。

处方：茅根一两半　　芦根五钱　　公英一两

用法：水煎服。

第 二 方

主治：肾炎，初期眼脸肿。

处方：生玉米一两　　冬瓜皮一两　　银花一两　　连壳一两　　大、小蓟各一两

用法：水煎服。

第 三 方

主治：浮肿、低热，有蛋白、脓球尿。

处方：麻黄钱半　　连壳一两　　赤小豆

98

五钱　　朱苓四钱　　茯苓皮一两

泽泻四钱　　滑石五钱　　山药五钱

玉米一两　　公英一两　　二花一两

茅根一两半

用法：水煎服。

第 四 方

主治：肾炎，浮肿、胸闷、喘噫。

处方：益母草四两　　银花一两　　连壳八钱　　赤芍四钱　　甘草二钱　　薄荷五分　　车前子五钱　　丹皮三钱亭力子三钱　　苓皮一两　　滑石一两

用法：水煎服。

第 五 方

主治：轻度浮肿。

处方：益母草二——四两　　茅根一——二两

1949

新　中　国
地 方 中 草 药
文 献 研 究
(1949—1979年)

1979

用法：水煎服。

第　六　方

主治：肾炎。

处方：知母三钱　　黄柏二钱　　海金沙三
钱　　龙胆草三钱　　通草三钱
甘草稍三钱　　茅根一两　　山楂五
钱　　麦芽五钱　　生玉米一两半

用法：水煎服。

第　七　方

主治：慢性肾炎。

处方：扁蓄四钱　　茵陈四钱　　朱苓三钱
茯苓一两　　泽夕四钱　　滑石八钱
银花一两　　冬瓜皮一两　　腹毛五
钱　　甘草一钱

用法：水煎服，腰痛加川栋子三钱　　青皮
三钱　　小便赤疼加车前子三钱

100

瞿麦三钱，淋血较多加小蓟五钱，茅
根一两，黄连一钱，丹皮三钱，阿胶
三钱

第 八 方

主治: 慢性肾炎。

处方: 朱苓三钱　　茯苓四钱　　泽泻四钱
滑石五钱　　玉 米 一 两　　茅根一
两半　　生山药五钱　　公 英 五 钱
二花一两　　防已三钱　　车前子四
钱　　茅根一两半

用法: 水煎服。

肾 盂 肾 炎

本病是肾脏受到细菌感染所引起。症状
有腰部疼痛，尿频、尿痛、尿急、尿血等。

101

1949

新 中 国
地 方 中 草 药
文 献 研 究
(1949—1979年)

1979

化验检查：白血球增多、大量脓细胞等。

第 一 方

主治：寒战、发热、腰痛、尿频、尿急、排尿疼痛。

处方：贯仲三钱　　苦参五钱　　马齿苋五钱　　忍冬藤五钱　　甘草三钱

连壳五钱　　枝子二钱　　淡竹叶二钱　　萆夕三钱　　扁蓄三钱　　海金沙二钱　　滑石四钱　　木通二钱

赤茯苓二钱

用法：水煎服。

第 二 方

主治：慢性肾盂肾炎。

处方：苏叶一钱　　黄芪一钱　　生地一钱

阿胶一钱　　川贝一钱　　桔梗五分

麦冬五分　　蒲黄五分　　甘草五分

102

用法：水煎服。肝肾阴虚者加女贞子三钱、
甘菊二钱、知母二钱，脾肾气虚再加
棉芪一钱、党参一钱半、山药二钱、
川断二钱。

遗　精

遗精分两种，一种是梦遗，睡着后做梦
性交，精液流出者叫梦遗；一种是滑精，没
做梦而精液自出者叫滑精。

第　一　方

主治：夜梦遗精。

处方：刺猬皮一个

用法：焙黄为面，黄酒冲服，每次服二钱，
一日服两次。

1949

新 中 国
地 方 中 草 药
文 献 研 究
(1949—1979年)

1979

第 二 方

主治：滑精。

处方：生地　　元参　　杜仲各三钱

用法：水煎服，一日一剂，连服六剂。

第 三 方

主治：夜梦遗精（相火旺动者）。

处方：盐知母三钱　　盐黄柏三钱　　生地
五钱

用法：水煎服。

第 四 方

主治：夜梦遗精。

处方：兔丝籽半斤　　煅牡蛎二两　　金婴
子二两　　茯苓二两　　知母二两
黄柏二两

用法：共为细面，炼蜜为丸，三钱重，每服

104

一丸，日服两次，开水送下。

第 五 方

主治：遗精。

处方：煅龙骨五钱 桑螵蛸一两 锁阳一两 白芍一两 辽沙参五钱 黄连五钱 柏籽仁三钱 远志三钱 茯神四钱

用法：水煎服。

第 六 方

主治：遗精。

处方：生牡蛎一两 生龙骨一两 盐知母五钱 盐黄柏五钱 茯盆子一两

用法：水煎服。

105

1949
新 中 国
地 方 中 草 药
文 献 研 究
(1949—1979年)
1979

第 七 方

主治：梦遗、滑精、精稀、精少、精冷。

处方：巴戟　　丹皮　　熟地　　山药
泽泻　　煅龙骨　　煅牡蛎　　覆盆
子　　金石斛　　故子　　白朮
芋肉各五钱　　茯苓四钱　　砂仁一
钱

用法：水煎服，一日一剂，十剂可愈。

第 八 方

主治：夜梦遗精。

处方：生龙骨一两　　煅牡蛎八钱　　兔丝
子五钱　　莲子三钱　　远志三钱

用法：水煎服。

阳 萎

阳萎为成年男子阴茎松软，不能勃起。

106

第 一 方

主治：短期阳萎。

处方：蚕纸两张　　黄酒二两

用法：将蚕纸烧灰，黄酒冲服，（临睡前三小时服更佳）。

第 二 方

主治：阳萎。

处方：地龙四两　　朱砂一钱四分

用法：共为细面，一次二钱，黄酒、红糖冲服。每日二次。

第 三 方

主治：阳萎。

处方：韮菜畦内活蚯蚓二——三两　　鲜韮菜四两　　白酒二两

用法：将蚯蚓放入清水内，以吐尽泥土为止，

1949

新 中 国
地 方 中 草 药
文 献 研 究
(1949—1979年)

1979

先将蚯蚓捣如泥，再将韭菜捣碎拧汁，白酒加热冲上两味药睡前顿服。

第 四 方

主治：虚弱阳萎。

处方：高力参四钱　熟地一两　云苓六钱　山药八钱　元肉六钱　泽泻四钱　大云六钱　仙茅四钱　阴阳藿一两　芦巴子六钱　附子六钱　姜炭一两　韭菜一两　冬虫草四钱　阳起石四钱　海狗肾一对　粉甘草三钱

用法：共为细面，炼蜜为三钱重丸，每次一丸，一日三次。

尿 道 炎

本病的主要症状是：小便不利、尿道热

108

痛、或点滴而下、或有血尿等。

第 一 方

主治：尿道炎，小便不利、尿道热痛。

处方：火硝三钱

用法：研面，开水送下。

第 二 方

主治：尿道炎，尿道热痛、有血尿。

处方：赤芍一两

用法：水煎服，一次服完。

第 三 方

主治：尿道炎，小便不利。

处方：猪牙草二两

用法：水煎服，一日一剂，连服两剂。

1949

新　中　国
地 方 中 草 药
文 献 研 究
(1949—1979年)

1979

第　四　方

主治：尿道炎，小便不利。

处方：没花果五钱

用法：水煎一次服。

第　五　方

主治：尿道炎，小便不利。

处方：榆钱子一两

用法：捣末，加白糖五钱，开水冲服。

第　六　方

主治：尿道炎，小便不通。

处方：蚯蚓粪　　朴硝各等分

用法：用水调和，涂肚脐，干则再换。

第　七　方

主治：尿道炎，老年人尿闭、尿频。

110

处方： 刘寄奴三钱　　反白草三钱　　萆薢
　　　一两　　通草一钱　　王不留三钱
　　　熟地五钱　　芋肉五钱　　杞子五钱
　　　甘草一钱
用法： 水煎，饭前服，一日一剂、三剂可愈。

尿 崩 病

　　本病是小便次数多，尿量突然增加，有
口渴，但尿中没糖。
主治： 尿崩病。
处方： 党参四钱　　棉芪五钱　　焦白尤四
　　　钱　　复盆子一两　　熟地五钱
　　　芋肉四钱　　生牡蛎四钱　　生龙骨
　　　四钱　　萆泻五钱　　炙甘草二钱
用法： 水煎服，一剂见效。

111

1949

新 中 国
地 方 中 草 药
文 献 研 究
(1949—1979年)

1979

乳 糜 尿 病

本病是尿液混浊如白乳汁样。

第 一 方

主治：乳糜尿。

处方：炙棉芪六钱　　萆泻四钱　　生地四钱　　赤芍三钱　　茯苓三钱　　车前子三钱　　石连子三钱　　泽泻三钱　　阿胶二钱　　黄芩二钱　　麦冬二钱　　菖蒲一钱　　兔丝子四钱　　金英子四钱　　山药五钱

用法：水煎服，一日一剂，五剂可愈。

第 二 方

主治：乳糜尿。

处方：熟地一两　　反白草五钱　　芋肉五钱　　杞子四钱　　兔丝子一两

112

复盆子一两　　茯苓四钱　　泽泻三钱　　生玉米一两　　生山药一两

扁蓄五钱　　黄柏一钱　　茅根三钱

炙甘草五钱

用法：水煎服，一日一剂，五剂可愈。

第 三 方

主治：乳糜尿。

处方：芋肉五钱　　山药一两　　茯苓三钱

杜仲三钱　　金英子四钱　　芡实三钱　　益智仁五钱　　革泻五钱

莲须三钱　　黄柏二钱

用法：水煎服，一日一剂，五至十剂可愈。

糖 尿 病

糖尿病属于中医所说的三消病，本病的主要症状是三多一少（多喝水、多吃、多尿）

1949
新中国
地方中草药
文献研究
(1949—1979年)
1979

体重减少，经化验尿中含糖，故叫糖尿病。

第 一 方

主治：糖尿病。

处方：生石羔二两　　炒玉米一两　　土白
朮一两　　炒山药一两　　土苍朮五
钱

用法：水煎服，一日一剂，1——3剂有效。

第 二 方

主治：糖尿病。

处方：白朮一两　　生地五钱　　天冬五钱

用法：共为细面，一次服五钱，一日服三次。

第 三 方

主治：糖尿病。

处方：花粉四两　　山药四两　　生地四两
天冬二钱　　杞子二钱　　甘草一钱

114

用法：一日一剂，水煎服，忌糖。

胆 结 石

胆结石是指胆囊或胆管内结石形成，主要症状是右上腹部剧烈痛，或向背部放射，恶心、呕吐、发烧、寒战等。

第 一 方

主治：胆结石。

处方：金钱草（四川产佳）五钱　　银花一两

用法：水煎服。

第 二 方

主治：胆结石。

处方：当归五钱　　杭芍五钱　　青皮三钱

　　　香附三钱　　玉金二钱　　枳十三钱

　　　桃仁三钱　　沉香三分

115

1949

新 中 国
地 方 中 草 药
文 献 研 究
(1949—1979年)

1979

用法：水煎服。

第 三 方

主治：胆结石。

处方：熟地三钱　　当归二钱　　杭芍三钱

丹参三钱　　杜仲三钱　　牛夕三钱

桑寄生五钱　　香附三钱　　玉金二

钱　　木瓜三钱

用法：水煎服。

第 四 方

主治：胆结石。

处方：玉子丝一两半　　菖蒲三钱

用法：水煎服。

第 五 方

主治：胆结石，有黄疸出现，右肋疼等。

处方：金钱草二两　　鸡中金五钱

116

用法：水煎服，一日一剂。

水　　肿

水肿也叫浮肿，是一个症状，多种病都可引起。患者皮肤肿胀，如有水样，用手压之则留印，小便量少。有心脏病引起的（下肢先肿）有肾脏病引起的（面部先肿）重者发展到全身浮肿。

第　一　方

主治：水肿，下肢浮肿。

处方：全冬瓜一个（约十斤重）生玉米八两
　　　　红糖八两

用法：共煮熟，四日分服。

第　二　方

主治：水肿，全身浮肿。

117

1949
新 中 国
地方中草药
文 献 研 究
(1949—1979年)
1979

处方：黑丑四两　　　甘遂一两　　　芫花一两
　　　大戟一两　　　大黄二两　　　青皮五钱
　　　陈皮五钱　　　槟榔三钱　　　轻粉一钱
　　　广木香五钱

用法：共为细面，炼蜜为小丸，每服三钱，
　　　一日一次。

第 三 方

主治：水肿，全身浮肿。

处方：井水里的蝼蛄三个

用法：焙黄研面，一次服，每日一次，连服
　　　两日，黄酒加开水送下。

说明：同时用：柏叶、葱白、大蒜各五钱共
　　　捣如泥糊肚脐上。

第 四 方

主治：水肿，下肢先肿。

处方：川木瓜三钱　　　糖灵脂三钱

118

用法：水煎服。

第 五 方

主治：水肿，（肾炎引起）

处方：甘遂三钱　　大戟三钱　　白芥子三钱　　蝼蛄七个（焙干）

用法：共为细面，每隔日服一次，一次二钱，开水冲服。

单 腹 胀

本病的主要症状有：腹部积水肚胀如鼓、或有青筋暴露、小便不利、食欲不振、身体瘦弱等。

第 一 方

主治：单腹胀。

处方：苍术　　陈皮　　川朴　　二丑

119

1949
新 中 国
地 方 中 草 药
文 献 研 究
(1949—1979年)
1979

甘遂　　白叩　　砂仁　　连壳

桃仁　　杏仁　　肉桂各一两

用法：共为细面，每服一钱，一日三次，生姜三片煎水送下。

贫　血（黄胖病）

贫血的原因很多，治法也不同。这里收集的药方是对慢性贫血、面黄或黄而虚胖、少气无力等。

第　一　方

主治：贫血少气无力、面色黄、虚胖。

处方：铁落　　黑矾　　砂锅片　　大枣
白面各等份

用法：先将前三味研细面，大枣煮熟取肉，以面糊为丸，如桐子大，每服二十丸，一日二次，开水送下。连服一个

120

月可愈。

第 二 方

主治：贫血面黄、虚胖、无力。

处方：生大麦面一斤　　火龙皮四两　　黑矾四两　　茵陈一斤　　大枣一斤红糖一斤

用法：先将前四味为细面，枣肉红糖为丸，每丸三钱重，每服一丸，一日三次，开水送下。一剂可愈。

第 三 方

主治：贫血面黄。

处方：新砖半个

用法：将砖研细面，加红糖为引冲服，每次服二钱，一日三次。一剂可愈

121

1949

新 中 国
地 方 中 草 药
文 献 研 究
(1949—1979年)

1979

白 血 病

本病贫血发展快，出血现象较严重。体征：高热、衰竭、苍白、皮肤及粘膜出血。口腔、咽峡常有坏死性溃疡，齿龈肿胀，常有出血和发炎。

第 一 方

主治：贫血显著、面色苍白、头晕乏力、肝脾肿大。

处方：牛骨髓半斤　　人参五钱　　熟地一两　　鹿角胶一两　　冬虫草一两　　熟首乌一两　　辽参一两　　龙骨一两

用法：共为细面，将牛骨髓煮熟，炼蜜为丸，每服一钱，日服三次。

122

第 二 方

主治：白血病。

处方：人参一钱　　黄芪三钱　　五味钱半

白术二钱　　远志二钱　　归身三钱

熟地三钱　　玉竹二钱　　别甲二钱

生地炭二钱　　茅根钱半

用法：水煎服，发热加丹皮二钱骨皮二钱，
出血不止加阿胶珠二钱地于炭二钱。

第 三 方

主治：白血病，高热、衰竭、皮肤 粘 膜 出
血。

处方：犀角钱半　　黄连钱半　　生地五钱

黑黄芩三钱　　黑枝子三钱　　茅根

五钱　　藕节一两　　二花五钱

公英五钱　　归身四钱　　别甲三钱

甘草五钱

123

1949

新　中　国
地 方 中 草 药
文　献　研　究
(1949—1979年)

1979

用法：水煎服。

高　血　压

高血压的主要症状是经常头晕、血压高。多见于中年及老年人。

第　一　方

主治：轻度高血压。
处方：猪毛菜半斤　　白糖一两
用法：水煎猪毛菜，取煎汁冲白糖内服。

第　二　方

主治：轻度高血压。
处方：桑花一两　　白糖一两
用法：水煎冲白糖内服。

124

第 三 方

主治：轻度高血压。

处方：玉子穗英四钱　　皂刺一钱

用法：水煎服，一日一剂。

第 四 方

主治：高血压头晕、四肢轻度麻木。

处方：夏枯草五钱　　杜仲五钱　　桑寄生
　　五钱　　黄芩四钱

用法：水煎服，一日一剂，连服四剂可愈。

第 五 方

主治：老年人顽固性高血压。

处方：棉芪八钱　　怀牛夕二钱　　丹皮三
　　钱　　枳壳二钱　　乌药三钱　　生
　　石决明二钱　　丹参八钱　　杭白芍
　　八钱　　首乌二钱　　磁石二钱

125

1949
新　中　国
地 方 中 草 药
文 献 研 究
(1949—1979年)
1979

生牡蛎二钱　　大活二钱　　当归三钱　　桑皮八钱　　生地三钱

用法： 用砂锅煎药（忌铜铁）洗脚，早晚各洗一次，连洗四天血压可降至正常，如未降至正常者可再洗数天，以降至正常为度。治愈率99％。（一料药连续煎洗）

第　六　方

主治： 高血压老年顽固性头晕、头痛、耳鸣、或手足麻木。

处方： 香附五钱　　胆草三钱　　夏枯草五钱　　槐花一两　　鲜柏叶三两

用法： 水煎服，连服五剂血压可降至正常。

第　七　方

主治： 高血压。（降低后巩固方）

处方： 鲜柏叶一两　　茅根五钱

126

用法：水煎服，一日一剂，十五剂为止。

第 八 方

主治：肾炎高血压。

处方：益母草五两

用法：水煎服，连服五剂有效。

第 九 方

主治：胆固醇高、高血压、冠状动脉硬化心
脏病。

处方：芹菜根十个　　枣十个

用法：水煎服，一日一剂，连服十剂有效。

二尖办膜閉鎖不全

主治：二尖办膜闭锁不全。

处方：了沙参二钱半　　夜交藤二钱半

丹皮二钱半　　当归四钱　　没药二

127

1949

新 中 国
地 方 中 草 药
文 献 研 究
(1949—1979年)

1979

钱　　甘草二钱　　琥珀一钱　　朱
砂五分（另包）

用法：水煎服，冲琥珀、朱砂。一日分两次
服。

中　风

中风是指脑血管疾病，如脑溢血、脑拴
塞、脑血拴形成等。其主要症状有：神志昏
迷、偏瘫、口眼歪斜、脉缓有力、大小便失
禁等。

第　一　方

主治：脑溢血神志昏迷、牙关紧、二 便 失
禁。

处方：菖蒲三钱　　玉今三钱　　天竺黄钱
半　　生赭石二两　　生石决明一两
橘红三钱　　生石膏二两　　知母四

128

钱　　钩藤五钱　　栀子三钱　　怀
牛夕八钱　　生山药一两　　橘络三
钱

用法：水煎服，同时配至宝丹一丸，一日两
　　　次分服。

第　二　方

主治：脑溢血神志昏迷。

处方：犀牛角一钱　　天竺黄一钱　　胆星
　　　一钱　　菖蒲二钱　　大贝二钱
　　　清半夏钱半　　云茯苓二钱　　朱茯
　　　神三钱　　朱寸冬三钱　　熟大黄二
　　　钱。

用法：水煎服。

第　三　方

主治：突然半身不遂。

处方：当归二钱　　红花三钱　　川牛夕五

129

1949

新　中　国
地方中草药
文　献　研　究
(1949—1979年)

1979

钱　　川木瓜四钱　　棉芪四两
甘草一钱

用法：水煎服，一日一剂，3 —— 4 剂可
愈。

第　四　方

主治：半身不遂，（得病两三日后服）。

处方：当归五钱　　棉芪二两　　土元二钱
地龙三钱　　荣筋草三钱　　炙甘草
三钱　　桑条七寸

用法：水煎服，一日一剂，连服十剂 。

第　五　方

主治：半身不 遂，十 日 后 服 此 方，（女
用）。

处方：当归身三钱　　川芎三钱　　白芍三
钱　　青皮三钱　　仙茅五钱　　桂枝
三钱　　防风四钱　　大白花蛇三钱

130

菖蒲三钱　　广木香三钱　　棉芪

一两　　川牛夕三钱　　川木瓜三钱

杜仲三钱　　甘草三钱

用法：水煎服，一日一剂，10剂可愈。

第 六 方

主治：半身不遂；久治不愈。

处方：党参三钱　　白术三钱　　云茯苓三

钱　　附子钱半　　石斛八钱　　棉

芪一两　　白芍四钱　　桂枝三钱

川牛夕三钱　　川木瓜三钱　　川羌

三钱　　仙茅钱半　　大白花蛇三钱

灵仙五钱　　荆芥五钱　　甘草五钱

用法：水煎服，一日一剂，10剂可愈。

顏面神經麻痺

本病有急、慢性两种，又有轻重之不

131

1949
新中国
地方中草药
文献研究
(1949—1979年)
1979

同，急性重者可出现口眼歪斜，慢性轻者仅有颜面肌肉轻度痉挛。

第 一 方

主治：口眼歪斜。

处方：大黄二钱　　全蝎三钱　　当归一两
　　　　天麻三钱　　白附子四钱

用法：水煎服。

第 二 方

主治：口眼歪斜。

处方：姜虫钱半　　蝉蜕钱半　　全蝎一钱
　　　　荆芥三钱　　细辛二钱

用法：水煎服，黄酒引。

第 三 方

主治：颜面神经麻痹、口眼歪斜。

处方：全蝎四两　　黄酒适量

132

用法： 焙干研面，每次一钱，日服三次，黄
酒送下。

第 四 方

主治： 口眼歪斜。

处方： 巴豆七粒（去壳）

用法： 捣如泥，贴手心，开水一碗，碗底盖
住药，冷则换之，两次为度。隔日一
次，五次即愈。

癫 痫 病

癫痫俗称羊羔疯。其主要症状有突然晕
倒、如羊尖叫一声、四肢强直、口吐白沫，
或口眼歪斜、大小便失禁等。不发作时，除
疲痨无力外，与好人一样。

1949
新 中 国
地 方 中 草 药
文 献 研 究
(1949—1979年)
1979

第 一 方

主治：癫痫。

处方：苦参二两　　陈茶叶（泡过的茶叶）
十两　　玉今四两　　白矾四两
薄荷二两　　广木香二两

用法：共为细面，炼蜜为丸，朱砂为衣，如
桐子大，每服三钱，一日二次，开水
送下。

第 二 方

主治：癫痫。

处方：老年人指甲二分　　小孩脐带一根
簸箕上的皮筋七寸

用法：水煎服，早晚各一次。

第 三 方

主治：癫痫。

134

处方：白附子三钱　　羊苦胆三个　　蜜蜂
一百个

用法：共放新瓦上焙干，为细面，一日分三
次开水送下。

第 四 方

主治：癫痫。

处方：花椒树上的蛾三个

用法：焙干研面，分三包，每天服一包，黄
酒引送下。

第 五 方

主治：癫痫。

处方：羊虫（羊打吃出的虫）

用法：将虫晒干后研面，每服五分，一日三
次，黄酒送下。

135

1949
新 中 国
地方中草药
文 献 研 究
(1949—1979年)
1979

精神分裂症

精神分裂症是一种常见的精神病，主要表现有情绪淡漠，精神异常等。

第 一 方

主治：精神分裂症，心慌乱，怕惊动，睡眠不安。

处方：甘草一两　　大枣十个　　小麦二两

用法：水煎服，一日一剂。

第 二 方

主治：精神分裂症，四肢发麻，有时牙关紧，有时哭有时笑。

处方：当归三钱　　桃仁三钱　　蝎尾八分
　　　　蛇蜕八分　　赤金四张　　琥珀八分
　　　　小麦一两

用法：水煎服，一日一剂，五剂可愈。

136

第 三 方

主治：狂躁不安，喜笑无常，骂人。

处方：知母三钱　　黄柏三钱　　木香三钱　　胆草三钱　　天竺黄三钱　　胆星三钱　　黄连二钱　　大黄四钱　　赭石三钱

用法：水煎服，五——八剂全愈。

第 四 方

主治：狂笑，日夜不睡。

处方：桃仁五钱　　生石羔二两　　川军五钱

用法：水煎服，二——三剂有效。

第 五 方

主治：狂怒、抑郁。

处方：玉今五钱　　猪牙皂钱半　　广木香

137

1949
新 中 国
地 方 中 草 药
文 献 研 究
(1949—1979年)
1979

三钱　　雄黄一钱（冲服）

用法：水煎服。

神 經 衰 弱

神经衰弱是最常见的一种神经官能症，症状多种多样，患者心情烦躁、情感不稳定、失眠、记忆力减退、多梦、头昏、脑胀等。

第 一 方

主治：头痛、四肢无力、记忆力减退、失眠等。

处方：女贞子三两

用法：水煎服。

第 二 方

主治：神经衰弱。

处方：五味子一两

138

用法：水煎服。

第 三 方

主治：神经衰弱。

处方：熟地八钱　　　山药五钱　　　芋肉五钱

泽泻三钱　　　丹皮三钱　　　五味子五

钱　　茯苓四钱　　　复盆子五钱

车前子五钱　　西杞子五钱　　　兔丝

子五钱　　鹿胶三钱　　　龟胶三钱

用法：水煎服，或炼蜜为丸三钱重，每次一

丸，一日两次。

第 四 方

主治：记忆力减退，头昏。

处方：猪脑六个

用法：煮熟早晚各服一个，连服三日。

139

1949

新 中 国
地 方 中 草 药
文 献 研 究
(1949—1979年)

1979

头　　痛 （包括偏头痛）

头痛是临床上最常见的症状之一。引起头痛的原因很多，颅内疾患所引起的头痛，在临床病例中只占少数，多数是由五官科疾患，和原因不明头痛，高血压、贫血、神经衰弱以及偏头痛等疾病所引起。

第 一 方

主治：慢性头痛。

处方：当归五钱　　　川芎五钱　　　辛荑七钱

用法：水煎服。

第 二 方

主治：头痛。

处方：莲叶四两　　　川军三钱　　　白糖五钱

用法：水煎冲白糖服。

140

第 三 方

主治：头痛。

处方：黄连一钱　　花椒一钱

用法：共研细面，一次少许吹入鼻内。

第 四 方

主治：头痛。

处方：白芷五钱　　川芎五钱　　甘草五钱
茶叶少许

用法：共为细面，根据病情适量冲服，最多
不超过三钱。

第 五 方

主治：头痛，身热。

处方：茶叶三钱　　菊花三钱　　乌梅五钱
红糖引

用法：水煎服，出汗即愈。

141

1949

新 中 国
地 方 中 草 药
文 献 研 究
(1949—1979年)

1979

第 六 方

主治：头痛。

处方：桑螵蛸三钱　　元参五钱

用法：水煎服。

第 七 方

主治：头痛。

处方：巴豆一粒　　蒜一瓣

用法：上两味共捣如泥，放入杏仁壳（半个）
按头痛患侧，时间廿分钟，不可太长。

第 八 方

主治：眉棱骨痛。

处方：生姜五钱　　半下五钱　　蓁艽五钱

用法：水煎服。

142

第 九 方

主治：头痛，脑轰，耳鸣。

处方：蝉（马吉连）一个

用法：焙黄为面，黄酒冲服，每日一次。

第 十 方

主治：眉稜骨痛。

处方：胆草三钱　　半下三钱

用法：水煎服。

第 十 一 方

主治：眉稜骨痛。

处方：生姜一钱　　半下三钱　　沉香三钱

用法：水煎服。

第 十 二 方

主治：偏头痛

143

1949

新 中 国
地 方 中 草 药
文 献 研 究
(1949—1979年)

1979

处方：鲜苍耳子三钱

用法：捣成饼贴患侧即好。

第 十 三 方

主治：偏头风。

处方：川芎四钱　　京子四钱

用法：水煎服。

第 十 四 方

主治：偏头痛。

处方：荆芥三钱　　防风五钱　　白芷六钱

　　　川芎四钱　　半下五钱　　川羌三钱

　　　甘草二钱　　红糖四两

用法：水煎服，盖被出汗，连服三剂。

第 十 五 方

主治：偏头风，眉骨疼。

处方：香附三钱　　当归五钱　　夏枯草五

144

钱　　透骨草三钱　　白芷三钱
甘草一钱

用法：水煎服。

第 十 六 方

主治：偏头痛。

处方：莲叶三两　　红糖一两

用法：水煎冲糖服。

第 十 七 方

主治：偏头风。

处方：京子三钱　　白芷三钱　　防风三钱
甘草二钱　　干莲叶半个

用法：水煎服。

第 十 八 方

主治：偏头痛。

处方：南瓜蒂三个　　莲叶一两　　单风眼

145

1949

新 中 国
地 方 中 草 药
文 献 研 究
(1949—1979年)

1979

卅个（椿谷谷）

用法：水煎服，每日一剂，连服三剂即愈。

第 十 九 方

主治：偏头痛。

处方：白芷三钱　　冰片二分

用法：共为细面，取少许吸鼻用，左痛吸右孔，右痛吸左孔。

第 二 十 方

主治：偏正头痛。

处方：柴胡钱半　　荆芥钱半　　川羌钱半
　　　　川芎钱半　　防风二钱　　白芷一钱
　　　　细辛一钱　　卜荷一钱

用法：水煎服，一日一剂，两剂可愈

第 二 十 一 方

主治：偏头痛。

146

处方：硫磺　花椒　各等分
用法：共为细面，用小棉球蘸药少许，塞患
　　　　侧鼻内。

第二十二方

主治：偏头痛。
处方：旧木梳半个（烧灰）升麻三钱
　　　　细辛一钱　　莲子钱半　　白糖一两
用法：水煎冲糖服。

关节及肌肉疼痛

　　本病多由受风、寒、雨淋，或卧湿地、劳累等原因引起的各关节疼，或肌肉疼，有时和气候变化有关，所以亦包括风湿、类风湿性关节炎、关节疼等。

1949

新 中 国
地方中草药
文 献 研 究
(1949—1979年)

1979

第 一 方

主治：风湿性腿痛。

处方：川乌四钱　　草乌四钱　　细辛四钱
良姜四钱　　花椒四钱　　白酒一斤

用法：上药碾碎与酒装入瓶内，盖紧口，放
在锅内煮一小时滤过，每次一盅，一
日三次服。

第 二 方

主治：风湿性关节炎。

处方：苍术八两　　羌活　　荆芥　　川芎
当归　　防风　　川乌　　草乌
首乌　　全蝎　　石斛　　细辛
天麻　　麻黄　　甘草各一两　　雄
黄六钱

用法：共为细面，炼蜜为丸，三钱重，朱砂
为衣，每晚服两丸，白酒一盅送下。

148

第 三 方

主治：肩臂疼痛。

处方：当归三钱　　川芎三钱　　川乌三钱

草乌三钱　　红花三钱　　木瓜三钱

桂枝三钱　　羌活三钱　　白酒半斤

（不入煎剂）

用法：水煎后，过滤加酒至二斤，装并内一

夜后，每晚服两盅。

第 四 方

主治：：腰痛、筋骨痛。

处方：川乌　　草乌　　川芎　　牛夕

熟地　　杜仲炭　　甘草各二钱

用法：水煎服。

第 五 方

主治：腰痛。

149

1949

新 中 国
地 方 中 草 药
文 献 研 究
(1949—1979年)

1979

处方：故子钱半　　杜仲钱半　　巴戟天钱
半　　大芸钱半　　小茴钱半　　青
盐八分　　公猪腰一对

用法：猪腰随药煎煮。每次吃一个，一日一
剂。

第 六 方

主治：关节炎。

处方：羊角秧一斤　　鸡蛋九个

用法：羊角秧煮鸡蛋，去皮将鸡蛋 扎 破 再
煮，吃鸡蛋喝汤，每次三个，一日三
次。

第 七 方

主治：关节痛。

处方：园蹄牲口蹄适量

用法：用沙炮黄，碾面，每服三钱，一日两
次，黄酒每次五钱冲服。

150

第 八 方

主治：手足麻木。

处方：生姜二两　　葱四两

用法：水煎洗手足。

第 九 方

主治：露肩风。（妇女肩关节痛）

处方：白酒一斤　　血竭花四钱　　全虫五
　　　　钱　　猪膀胱一个

用法：将血花全虫研面，和白酒一齐装入无
　　　　空气的猪膀胱内，扎口敷于肩甲关节
　　　　处，二十四个小时，酒干即愈。

胁 痛

　　胁痛是痛在两肋，多由于肝气不舒，郁
结所引起。

1949

新 中 国
地 方 中 草 药
文 献 研 究
(1949—1979年)

1979

第 一 方

主治：胁痛（岔气）。

处方：小茴香　　黄酒各一两

用法：水煎小茴，黄酒冲服。

第 二 方

主治：肋痛、胸闷、按之痛甚，活动则痛。

处方：枳壳三钱　　赤芍三钱　　青皮三钱
桃仁四钱　　小茴香二钱　　乳香二
钱　　没药二钱　　红花钱半　　木
香一钱

用法：水煎服。

第 三 方

主治：闪腰岔气。

处方：月石少许

用法：将月石研极细面，那侧疼点那侧眼。

152

脚 后 跟 痛

本病多因感受寒湿，肾虚相火下注所引起，根据病因治疗，或对症治疗。

第 一 方

主治：足后跟痛。

处方：熟地一两　　别甲五钱　　玉米二两

用法：水煎服。

第 二 方

主治：脚后跟痛。

处方：生川乌　　生草乌各五钱

用法：滚水洗脚，隔日洗一次，三次可愈。

第 三 方

主治：脚后跟痛。

处方：川牛夕一两　　川木瓜一两　　全蝎

153

1949

新 中 国
地 方 中 草 药
文 献 研 究
(1949—1979年)

1979

一两　　天麻一两　　大枣100个。

用法：上药与大枣共煮，枣熟取出阴干，每次吃六个，一日两次。

第 四 方

主治：脚疼。

处方：玉米二两　　炙别甲六钱

用法：水煎服，一日一剂，十剂可愈。

第 五 方

主治：脚后跟痛。

处方：雪水，（凉水亦可）一盆

用法：先洗后泡，每次一小时，一般四天可好。

第 六 方

主治：脚后跟痛。

处方：高力参二钱　　制川乌四钱　　制草

154

乌四钱　　　川牛夕四钱　　　白面十两

用法：共为细面，炕干饼十个，每日一个，一个分三次吃，一剂即愈

第 七 方

主治：脚后跟疼。

处方：生草乌一两

用法：水煎洗脚。

中 暑

中暑是长时间在高温或烈日下劳动、远途步行等引起的体温调节及水盐平衡紊乱所致。主要症状有：头痛、头晕、恶心、呕吐，严重者出现高热、痉挛、昏迷等。

第 一 方

主治：中暑头晕、身热、四肢无力。

1949
新中国
地方中草药
文献研究
(1949—1979年)
1979

处方：青蒿三两　　　白糖二两
用法：水煎冲白糖徐徐饮下。

第　二　方

主治：中暑头痛、头晕、恶心、呕吐。
处方：六一散一两　　　白糖一两
用法：冷开水冲服。

第　三　方

主治：中暑头痛、头晕、身热。
处方：生石膏五钱　　　滑石三钱　　　香儒三
　　　钱　　　甘草一钱
用法：水煎服。

盗汗、自汗

睡着觉时出汗醒则汗落为盗汗，不睡觉汗出（安静情况下）为自汗。

156

第 一 方

主治：自汗。

处方：浮小麦一两　　棉芪一两

用法：水煎服，加糖少许为引。

第 二 方

主治：自汗。

处方：麻黄根五钱

用法：水煎服，早晚各一次。

第 三 方

主治：盗汗、自汗。

处方：炙天冬五钱　　炙麦冬五钱　　生首
乌五钱　　熟首乌五钱

用法：水煎服，早晚各一次。

157

1949
新　中　国
地　方　中　草　药
文　献　研　究
(1949—1979年)
1979

第　四　方

主治：自汗不止

处方：霜桑叶焙干为面

用法：每次三钱，一日两次，三日即愈。

毛　发　脱　落

主治：毛发脱落。

处方：

当归一钱	川芎一钱	桃仁一钱
红花八钱	白芍二钱	柴胡一钱
香附一钱	生地二钱	熟地二钱
甘草一钱	首乌一钱	夏枯草一钱

用法：上药是十岁以下的量，成人加倍，水煎服，或配成三钱重蜜丸，每次一丸，一日三次。

158

肿　瘤

食　道　癌

食道癌也叫噎食病、膈食病。初起吃东西噎，时轻时重，严重时汤水不下。

第　一　方

主治：食道癌。

处方：壁虎七个（沙锅炒黄）广木香钱半

　　　人参钱半　　乳香一钱　　朱砂钱半

用法：共为细面，炼蜜为丸，如桐子大，每

　　　次服七丸，一日三次，开水送下。

第　二　方

主治：食道癌。

处方：槐娥一两　　广木香一钱

1949

新中国
地方中草药
文献研究
(1949—1979年)

1979

用法：共为细面，每次服二钱，一日两次，黄酒引送下。同时用核桃树枝七寸长，藕节七个，煎水配服。

第 三 方

主治：食道癌。

处方：槐娥二两　　急性子一两　　月石一两　　白糖二两

用法：共为细面，白糖为羔，一日服三次，七日服完。

第 四 方

主治：食道癌，大便干。

处方：大梨一个（去皮、籽）　　核桃仁四两　　韭菜根半斤　　蜂蜜一两
香油一两

用法：共捣一处，每日早晚各服一两，开水送下。

160

子 宫 癌

子宫癌是生长在子宫体或子宫颈的一种恶性肿瘤，多见于四十至六十岁的妇女。主要症状：白带增多并有臭味，小肚隐隐作疼，性交时出血，月经淋漓不断，色如黄菜汤样，重者可触到小肚下有硬块，按之则疼等。

第 一 方

主治：子宫癌。（初、中期有效）

处方：当归五钱　　川芎二钱　　银花四钱
连壳四钱　　益母草二钱　　乳香二钱　　没药二钱　　泽兰二钱　　丹参二钱　　蒲黄炭三钱　　灵脂一钱
炮姜一钱　　甘草二钱

用法：水煎服，一日一剂，十六剂见效。

1949

新 中 国
地 方 中 草 药
文 献 研 究
(1949—1979年)

1979

第 二 方

主治：子宫癌。

处方：当归二两　　川芎五钱　　赤芍五钱
红花五钱　　桃仁五钱　　香附五钱
元胡五钱　　灵脂五钱　　三稜三钱
莪术三钱　　大黄一两　　上肉桂二
钱　　　鳖甲一两　　苏木五钱

用法：共为细面，炼蜜为丸，每丸三钱重，
每次服一丸，一日二次，开水送下，
二至三剂可愈。

第 三 方

主治：子宫癌。

处方：新生健康儿脐带八寸长（两头用线扎
好、保存血）

用法：用盐水洗净，焙黄研面，每次 服二
分，日服三次，开水送下。

162

第 四 方

主治：子宫癌。

处方：五灵脂三钱　　黄柏五钱　　知母五钱　　元参五钱　　上沉香二钱　茯神三钱　　生石羔五钱　　川大黄四钱　　防风三钱　　山楂三钱　灵仙二钱　　元胡三钱　　香附三钱　泻叶二钱

用法：水煎服。

第 五 方

主治：子宫癌。

处方：老鳖一个　　小麦花四两

用法：将老鳖肉煮熟，小麦花炒黑研面。分成四包，每天服一包，配老鳖肉、汤服下。

163

1949

新　中　国
地 方 中 草 药
文　献　研　究
(1949—1979年)

1979

第　六　方

主治：子宫颈癌。

处方：打过籽的红萝卜三个　　红糖一两

用法：水煎，冲红糖一次服。一日一剂。

乳　腺　癌

第　一　方

主治：乳癌。（病在一年以内者有效）

处方：螃蟹

用法：沙锅炒黄，研成细面，每次服二钱，
一日三次，黄酒引送下。连续服，以
愈为度。

第　二　方

主治：乳癌。（病在一年以内者有效）

164

处方：银花二两　　连壳一两　　大贝三钱

陈皮二钱　　漏芦三钱　　白芷三钱

豆根三钱　　山茨菇五钱　　夏枯草

五钱

用法：水煎服。一日一剂，连服八至十六剂

见效。

1949

新 中 国
地 方 中 草 药
文 献 研 究
(1949—1979年)

1979

妇　科

痛　經

妇女在行经前后或正在经期，小腹及腰部疼痛，甚者剧痛难忍，称为痛经。

第　一　方

主治：经前痛。（月经来潮前）

处方：莫芋子一两　　血竭花一两

用法：共为细面，炼蜜为丸，每丸五钱重，在月经来潮前五天每晚服一丸，连服五天。

第　二　方

主治：经前痛。

处方：当归四钱　　赤芍四钱　　香附五钱

红花三钱　　　肉桂五分　　　木香钱半

用法：水煎服，每日一剂，连服两剂即愈。

第　三　方

主治：经期痛。

处方：灵脂三钱　　　蒲黄三钱　　　广木香三
钱　　　红花三钱

用法：水煎服。

第　四　方

主治：痛经。

处方：生蒲黄三钱　　　醋灵脂三钱

用法：水煎服。

第　五　方

主治：痛经。

处方：土元三钱　　　艾叶少许

用法：水煎服。

167

1949

新 中 国
地 方 中 草 药
文 献 研 究
(1949—1979年)

1979

月 經 不 調

月经不调是指月经周期、经量、经色等不正常现象，如月经先期、后期、或先后无定期、过多、过少等。

第 一 方

主治：月经先期。（月经赶前）

处方：熟地一两　　地骨皮三钱　　白芍五钱　　元参一两　　麦冬五钱　　阿胶三钱

用法：水煎服。

第 二 方

主治：月经先期。（月经赶前）

处方：地骨皮五钱　　丹皮三钱　　熟地三钱　　白芍三钱　　青蒿二钱　　茯苓一钱　　炒蒲黄五分

168

用法： 水煎服。

第 三 方

主治： 月经后期。（月经错后）

处方： 熟地一两　　白芍一两　　川芎五钱

白术五钱　　川断一钱　　五味子三

分　　肉桂五分　　柴胡五分

用法： 水煎服。

第 四 方

主治： 月经后期。（月经错后）

处方： 当归五钱　　川芎钱半　　白芍三钱

熟地三钱　　益母草五钱　　红花二

钱　　鸡血藤三钱

用法： 水煎服。

第 五 方

主治： 月经后期。（月经错后）

1949

新 中 国
地 方 中 草 药
文 献 研 究
(1949—1979年)

1979

处方：当归四钱　　川芎二钱　　白芍四钱
贡胶珠四钱　　党参三钱　　白术三
钱　　陈皮三钱　　茯苓三钱　　炙
甘草二钱

用法：水煎服。

第　六　方

主治：月经无定期。

处方：益母草五钱　　丹参三钱　　当归三
钱

用法：水煎服。

第　七　方

主治：月经无定期。

处方：当归五钱　　白芍四钱　　川芎三钱
生地三钱　　香附三钱　　丹皮三钱

用法：水煎服。

170

第 八 方

主治：月经不调。

处方：红花一两　　黄酒一两　　红糖一两

用法：水煎冲红糖黄酒服。

閉 經

妇女正常月经为二十八天左右来潮一次。如怀孕、或年老停经不属闭经。若因受凉、生气和其它原因所引起停经者，称为闭经。

第 一 方

主治：闭经。

处方：当归三钱　　川芎钱半　　茜草三钱

生地三钱　　红花三钱　　乳香二钱

没药二钱

171

1949

新 中 国
地 方 中 草 药
文 献 研 究
(1949—1979年)

1979

用法：水煎服，黄酒引。

第 二 方

主治：闭经。

处方：酸枣树根一把　　　红糖一两

用法：水煎服。

第 三 方

主治：闭经。

处方：蚕沙二两

用法：将蚕沙炒黄，水煎服，每次服五钱，
一日一次，黄酒引。

第 四 方

主治：闭经。

处方：小毛桃

用法：焙干为细面，每日服三钱，黄酒引。

172

带　症

　　妇女阴道内经常分泌白色粘液较正常增多，叫做白带。多由阴道滴虫、子宫颈炎等所引起。轻的对人影响不大，重者可引起全身无力，头昏脑胀，面色发黄，精神不振，腰酸等。至于赤带、黄带、青带则很少见。

第　一　方

主治：白带，色白稀、量多。
处方：南瓜根一两（烧灰）　　红糖二两
用法：水煎冲红糖服，一日分两次服完。

第　二　方

主治：白带，色青、量多。
处方：玉米五钱　　山药五钱　　茯苓四钱
　　　　白芍八钱　　柴胡二钱　　黄芪五钱
用法：水煎服。

173

1949

新 中 国
地方中草药
文 献 研 究
(1949—1979年)

1979

第 三 方

主治：白带，乳白色、量多。

处方：白扁豆四两　　红糖二两

用法：将扁豆煮熟加红糖内服，一日三次，
每次服一两。

第 四 方

主治：白带。（阴虚型）

处方：白扁豆一两　　玉米一两　　山药一
两　　红糖一两

用法：水煎冲红糖内服。

第 五 方

主治：白带。（滴虫引起）

处方：官仲七钱　　玉米二钱　　甘草二钱

用法：水煎，一日两次分服。

174

第 六 方

主治：白带。（脾胃虚弱型）

处方：白术一两（土炒）　　山药一两　　党
　　　　参二钱　　白芍五钱　　黑荆穗五钱
　　　　苍术三钱　　陈皮五分　　柴胡六分

用法：水煎服。

第 七 方

主治：白带。（湿热型）

处方：山药一两　　芡实一两　　黄柏二钱
　　　　白果十个　　车前子一钱

用法：水煎服。

说明：如寒性腹部觉冷者，去黄柏，加附子
　　　　二钱　　苍术三钱　　肉桂一钱。

第 八 方

主治：白带。

1949

新 中 国
地 方 中 草 药
文 献 研 究
(1949—1979年)

1979

处方：鸡蛋一个　　白果二个（去壳）

用法：将鸡蛋打开一个小口，放入白果仁，

用纸封好蒸熟，一次服，连吃数天。

第 九 方

主治：白带。

处方：小虫卧单（普地锦）二两

用法：水煎服。

第 十 方

主治：白带。

处方：白扁豆花（炒黑为面）

用法：每次服三钱，一日两次，黄酒红糖引。

第 十 一 方

主治：白带。

处方：白鸡冠花五钱　　红糖一两

用法：水煎冲红糖服。

176

第 十 二 方

主治：赤带。

处方：红鸡冠花五钱　　白糖一两

用法：水煎冲白糖内服。

第 十 三 方

主治：赤带。

处方：椿根白皮五钱　　红鸡冠花四钱

用法：水煎服。

第 十 四 方

主治：青带。（肝经湿热）

处方：茯苓五钱　　白芍三钱　　柴胡一钱

　　　焦枝子三钱

用法：水煎服。

177

1949

新 中 国
地 方 中 草 药
文 献 研 究
(1949—1979年)

1979

第 十 五 方

主治：青带。（肝经湿热）

处方：茵陈一钱　　枝子五钱　　陈皮三钱

用法：水煎服。

崩　漏

　　妇女在经期以外，子宫下血者，属于崩漏。一般来势急、出血多叫崩；来势缓，出血少称漏。但二者往往交错出现，不能严格区分，所以，习惯称为"崩漏"。

第 一 方

主治：崩漏。

处方：生地芋一两五钱

用法：黄酒、水各半煎服。

178

第 二 方

主治：血崩。

处方：老丝瓜一个（焙黄）　　棕炭一两

用法：用童便煎服。

第 三 方

主治：血崩，晕倒。

处方：熟地一两　　白术一两　　生黄芪四
钱　　当归五钱　　黑干姜二钱
党参五钱

用法：水煎服。

第 四 方

主治：血崩。

处方：大蓟四两　　棕炭三两　　黄酒三两
朱砂五分（外包冲）

用法：水煎冲朱砂服。

179

1949

新　中　国
地方中草药
文　献　研　究
(1949—1979年)

1979

第　五　方

主治：血崩。

处方：炙茅根二两　　侧柏炭四钱　　棕炭
三钱　　生地炭四钱　　地于炭四钱
红糖一两

用法：水煎，冲红糖服。

第　六　方

主治：崩漏、（历久漏血，患结核性子宫内
膜炎）。

处方：龟胶五钱　　阿胶珠三钱　　生地一
两　　山药一两　　黄芪一两　　党
参五钱　　白芍五钱　　棕炭三钱
炙草三钱

用法：水煎服，3至6剂可愈。

180

第 七 方

主治: 崩漏,（淋漓不断）。

处方: 瓦屋松

用法: 炒黑碾面,每次三钱,黄酒冲服,
日二次。

难 产

怀孕足月,临产时胎位不正、产道狭
窄、而引起的分娩困难,叫做难产。

第 一 方

主治: 产门不开。

处方: 当归一两　　川芎五钱　　血余炭一
团　　下甲八钱

用法: 水煎服,服下即生。

181

1949

新　中　国
地方中草药
文 献 研 究
(1949—1979年)

1979

第　二　方

主治：产门不开。

处方：当归钱半　　川贝一钱　　羌活五分
甘草五分　　芥穗八分　　川朴七分
艾叶七分　　兔丝子四分　　黄芪八
钱　　只壳六分　　白芍一钱六分

用法：水煎服。

第　三　方

主治：胎死腹中。

处方：芒硝三钱

用法：开水溶化，童便引，服后即下。

第　四　方

主治：子死腹中。

处方：朱砂一钱　　鸡蛋清三个

用法：共混一处，一次服。服后胎死则下，

182

未死则安。

第 五 方

主治： 横生（先将胎儿手或足送回、急时服
药、转胎。）

处方： 云母石五钱

用法： 为面、童便冲服。

姓 娠 呕 吐

妊娠二至三个月，恶心呕吐，严重者：
眩晕、心中烦闷、恶闻食气、或食则即吐，
称为妊娠呕吐。

第 一 方

主治： 妊娠呕吐。

处方： 竹茹五钱　　伏龙肝四两

用法： 将伏龙肝研细，加水一碗，泡一个小

183

1949

新 中 国
地 方 中 草 药
文 献 研 究
(1949—1979年)

1979

时，用澄清水煎竹茹汁内服。

第 二 方

主治：妊娠呕吐。

处方：黄连二钱　　竹茹三钱　　吴芋二钱

用法：水煎服。

第 三 方

主治：妊娠呕吐。

处方：清半夏一两　　青黛三钱　　赤石脂
一两　　蜂蜜二两

用法：水煎冲蜜服，（大便燥结者去赤石脂
加赭石一两）。

第 四 方

主治：妊娠呕吐。

处方：藿香叶三钱　　砂仁三钱　　陈皮三
钱　　半夏二钱　　竹茹四钱　　石

184

羌五钱　　川朴三钱　　甘草一钱

用法：水煎服。

第　五　方

主治：妊娠呕吐。

处方：藿香三钱　　陈皮四钱　　半夏三钱

枳壳三钱　　竹茹三钱　　赭石六钱

甘草一钱

用法：水煎服。

第　六　方

主治：妊娠呕吐，胸中满闷。

处方：葡萄条七尺长

用法：切为寸长，水煎服。

妊　娠　痢　疾

主治：妊娠痢疾，（里急后重）

1949
新 中 国
地 方 中 草 药
文 献 研 究
(1949—1979年)
1979

处方：砂仁皮三钱　　　竹叶三钱　　　大枣十五个

用法：水煎服。一日一剂，三剂可愈。

妊娠水肿（子肿）

在妊娠后期，孕妇常有足踝部 轻 度 水肿。若水肿逐渐上升至下肢、下腹部，同时又有体重异常增加，尿量减少者，此时即称为妊娠水肿。

第 一 方

主治：子肿。

处方：苍术三钱　　　玉米一两　　　车前子四钱。

用法：水煎服。

186

第 二 方

主治：子肿。

处方：茯苓皮八钱　　毛根一两　　紫苏叶
　　　　三钱　　　姜皮一钱半

用法：水煎服。

第 三 方

主治：子肿。

处方：玉米一两　　冬瓜皮二两　　红糖二
　　　　两

用法：水煎冲红糖。一日一剂，三剂可
　　　　消。

第 四 方

主治：子肿（体重异常增加）

处方：党参四钱　　白术五钱　　云苓五钱
　　　　甘草二钱　　黄芪四钱　　归身四钱

187

1949

新　中　国
地 方 中 草 药
文　献　研　究
(1949—1979年)

1979

腹毛四钱　　生桑皮四钱　　杏仁三钱

用法：水煎服。如上呼吸道不利，加麻黄一钱　　石羔四钱　　失眠加熟枣仁六钱

第　五　方

主治：子肿。

处方：党参四钱　　黄芪五钱　　茯苓皮五钱　　冬瓜皮一两

用法：水煎服。

习惯性流产

妊娠在二十八周以前而发生妊娠中断或有中断趋向表现者称为流产。临床上分为自然流产与人工流产。习惯性流产，是指接连三次以上之自然流产。

188

第 一 方

主治：流产。

处方：艾叶二两　　鸡蛋廿个

用法：艾二钱，煎水冲鸡蛋两个，每晚服一次，

第 二 方

主治：习惯性流产。

处方：小米一斤（炒黑）红糖一两

用法：加水五碗煮粥，两日内服完。

第 三 方

主治：习惯性流产。

处方：太子参二钱　　炙棉芪一两　　川断三钱　　艾叶八钱

用法：水煎服。

189

1949

新　中　国
地 方 中 草 药
文 献 研 究
(1949—1979年)

1979

第　四　方

主治：习惯性流产。

处方：党参四钱　　杜仲炭八钱　　白术二钱　　桑寄生六钱　　茯苓八钱

用法：水煎服。

第　五　方

主治：习惯性流产。

处方：熟地四钱　　生地四钱　　白芍四钱　　黄芩四钱　　川断二钱　　杜仲炭四钱　　阿胶三钱　　砂仁一钱

用法：水煎服。

第　六　方

主治：习惯性流产，胎动不安。

处方：太子参钱半　　杜仲炭三钱　　川断三钱　　兔丝子三钱　　狗脊三钱

190

熟地三钱　　山药三钱　　白术二钱
阿胶三钱

用法：水煎服。

说明：如发现阴道出血者加仙鹤草四钱
黑地于四钱。

第 七 方

主治：胎位下降。

处方：高力参一钱（外包）　　黄芪三钱
白芍三钱　　芋肉三钱　　免丝子三
钱　　复盆子三钱　　白术二钱
生地四钱　　熟地四钱　　升麻一钱
苎麻根三钱　　炙甘草八分

用法：水煎服。（高力参捣面随煎 药 汁 冲
服）

说明：忌房事六个月。

191

1949
新 中 国
地 方 中 草 药
文 献 研 究
(1949—1979年)
1979

胎 衣 不 下

分娩后，胎盘长时间不下，叫做胎衣不下。

第 一 方

主治：胎衣不下。

处方：没药三钱　　血竭花三钱

用法：共为细面，开水冲服。

第 二 方

主治：胎衣不下。

处方：当归一两　　川芎五钱　　益母草一两　　乳香一两　　没药一两黑荆穗三钱　　射香五厘（外包）

用法：水煎服，同时冲服射香。

192

子 痫

子痫是怀孕期间，心烦不安，有时惊厥抽搐，血压增高等，如出现昏迷者则死亡率很大，故出现先兆子痫应当急时治疗。

第 一 方

主治：产前子痫，（有时惊厥抽搐）

处方：钩头一钱 当归一钱 神方一钱 人参一钱 桔梗钱半 桑寄生五分 石羔二钱

用法：水煎服，一剂即愈。

第 二 方

主治：子痫，（心烦不安，时有昏迷）。

处方：羚羊角 大活 枣仁 五加皮 防风 玉米 杏仁 当归 川芎 茯神各五分 甘草 木

193

1949

新 中 国
地方中草药
文 献 研 究
(1949—1979年)

1979

香各二分

用法：水煎服，服下即止。

产 后 腹 痛

妇女产后，瘀血不尽，小腹疼痛，称为产后腹痛。

第 一 方

主治：产后腹痛，拒按，数日不愈。

处方：当归尾五钱　　川芎二钱　　灵脂四钱　　元胡四钱　　乳香钱半　　没药二钱　　红花三钱　　蒲黄四钱　　云木香一钱　　只壳钱半

用法：水煎服，一日一剂，两剂痊。

第 二 方

主治：产后腹痛，喜按，不思饮食。

194

处方： 当归四钱　　川芎三钱　　白芍四钱

香附三钱　　乌药三钱　　熟地炭四

钱　　贡胶珠四钱　　苍术三钱

陈皮二钱　　草叩二钱　　炙甘草二

钱

用法： 水煎服。

第 三 方

主治： 产后腹痛。

处方： 灵脂五钱　　蒲黄五钱

用法： 水煎服。

第 四 方

主治： 产后淤血不尽，小腹疼痛。

处方： 当归五钱　　川芎三钱　　炮姜五分

桃仁五分　　红花一钱　　益 母 草

一两　　炙甘草一钱

用法： 水煎服。一日一剂，三剂可痊。

195

1949
新 中 国
地 方 中 草 药
文 献 研 究
(1949—1979年)
1979

产 后 便 秘

第 一 方

主治：产后大便干燥，（实症）。

处方：党参五钱　　当归五钱　　熟军三钱
硫苦二钱

用法：水煎服，一日一剂。连服两剂。

第 二 方

主治：产后虚症便秘。

处方：当归五钱　　炮姜一钱　　桃仁二钱
川芎一钱　　炙草一钱　　大芸四钱

用法：水煎服。

第 三 方

主治：产后便秘。

处方：油当归一两　　火麻仁八钱

196

用法：水煎服。

产 后 腹 泻

第 一 方

主治：产后腹泻。

处方：公鸡一隻　　茯苓四两　　白扁豆四两

用法：先将鸡毛拨净去出全部内脏后，与药品共煮至肉熟为度。吃肉喝汤，一日三次，二日服完。

第 二 方

主治：产后腹泻。

处方：干苍耳叶五钱　　黄酒二两

用法：水煎冲黄酒内服，一次可痊。

197

1949

新 中 国
地 方 中 草 药
文 献 研 究
(1949—1979年)

1979

第 三 方

主治：产后腹泻。

处方：苍术四钱　　陈皮三钱　　川朴二钱

　　　　大白三钱　　朱苓三钱　　泽泻四钱

　　　　草叩三钱　　干姜一钱　　杏仁三钱

用法：水煎服。

缺 乳

产后乳汁分泌过少，称为缺乳。缺乳原因很多，如产后出血过多，气血亏虚，气郁奶结等，都可以使乳汁减少。

第 一 方

主治：缺乳。

处方：鸡蛋一个　　黄腊二钱

用法：黄腊化开炒鸡蛋食之，二次即下。

198

第 二 方

主治：缺乳。

处方：川山甲四钱　　王不留一两

用法：水煎服。

第 三 方

主治：缺乳。

处方：七星眼（猪前腿内侧）二个

用法：焙黄研面，黄酒冲服。

第 四 方

主治：缺乳

处方：当归五钱　　川芎三钱　　香附三钱
青皮三钱　　刘寄奴三钱　　桑寄生
三钱　　王不留三钱　　漏芦三钱
甲珠三钱　　棉芪四钱　　广木香一
钱　　桃仁一钱　　通草三钱　　黄

199

1949

新 中 国
地 方 中 草 药
文 献 研 究
(1949—1979年)

1979

酒四钱　　七星眼一对

用法：水煎服，一日一剂，三剂可愈。

第 五 方

主治：缺乳。

处方：白芝麻四两　　川芎三钱　　棉芪五钱　　白芷二钱　　王不留四两

益母草五钱　　通草钱半　　川山甲钱半　　漏芦二钱　　地肤子三钱

用治：水煎服。

第 六 方

主治：缺乳。

处方：党参五钱　　通草五钱　　王不留五钱　　天花粉三钱　　小茴香钱半

川芎二钱　　棉芪五钱　　甲珠三钱

当归三钱　　桔梗二钱　　甘草二钱

黄酒四两

200

用法：水煎服。

第 七 方

主治：缺乳。

处方：川山甲二钱　　王不留三钱　　通草一钱　　猪蹄一付

用法：水煎服，盖被出汗即愈。

第 八 方

主治：乳汁不足。

处方：猪便（即猪阴茎）一条

用法：焙干研细，黄酒冲服。

回 乳

由于产后身体不健，或因工作关系，或其它原因而需要断奶的，可选用下方治疗。

1949
新 中 国
地方中草药
文 献 研 究
(1949—1979年)
1979

第 一 方

主治：回乳。

处方：大麦芽三两

用法：水煎服，一日一剂，二剂可愈。

第 二 方

主治：回乳。

处方：当归一钱　　川芎一钱　　白芍一钱
大麦芽四两

用法：水煎服，一日一剂，二剂可愈。

第 三 方

主治：回乳。

处方：炒神曲二钱

用法：研细面，黄酒冲服。

202

第 四 方

主治： 回乳、（外用）

处方： 芒硝四两

用法： 开水溶化，热敷患处，冷者换之。

乳 头 裂

乳头裂，俗名奶花。大部发生在初产哺乳期间。乳头裂伤、疼痛、流血，哺乳时疼更甚。

第 一 方

主治： 乳头裂。

处方： 丁香二个　　冰片少许

用法： 共为细面，香油调涂患处。一日涂一次。

1949
新　中　国
地 方 中 草 药
文 献 研 究
(1949—1979年)
1979

第　二　方

主治：乳头裂。

处方：当归五钱　　川芎三钱　　荆芥三钱
防风三钱　　豆根三钱　　葱白三钱
蜂房一个　　艾叶引

用法：水煎；先熏后洗。

第　三　方

主治：乳头烂。

处方：陈皮一钱炒炭　　黄柏三钱　　冰片
二分

用法：共为细面，香油调搽，一星期即好。

子 宫 脱 垂

子宫位置低于正常者，称为子宫脱垂，俗称"掉茄子"。

204

第 一 方

主治：子宫脱垂。

处方：刺猬一个

用法：先将刺猬用开水烫死，去皮、内脏、
　　　　洗净，炖熟吃肉喝汤。

第 二 方

主治：子宫脱垂。（中气不足）

处方：黄芪一两　　　升麻八钱　　　当归三钱

用法：水煎服，一日一剂，连服数剂有效。

第 三 方

主治：子宫脱垂。

处方：生南星二两

用法：上药为末，陈醋调和涂足心，用胶布
　　　　裹住，天明去掉，连用数次。

1949
新 中 国
地 方 中 草 药
文 献 研 究
(1949—1979年)
1979

第 四 方

主治: 子宫脱垂。

处方: 生枳壳半斤　　生明矾一两

用法: 水二千毫升煎至五百毫升左右,澄清过滤滴入阴道,每日一次,每次十至二十毫升。

第 五 方

主治: 子宫脱垂。

处方: 干茄子根和茎三两

用法: 水煎服,每晚服一剂,七天 为 一 疗程。

第 六 方

主治: 子宫脱垂。

处方: 党参五钱　　白术三钱　　棉芪一两
　　　　　柴胡三钱　　升麻一钱　　枳壳一两

206

陈皮三钱　　当归身四钱　　炙草一钱　　生姜三片　　大枣三个

用法：水煎服，一日一剂，连服数剂可愈。

第 七 方

主治：子宫下垂，（中气不足）

处方：党参一两　　炙甘草一两　　白术五钱　　炙黄芪一两半　　柴胡三钱

升麻三钱　　生姜三片　　大枣三个

用法：水煎服。

滴虫性阴道炎（阴痒）

常见为滴虫性阴道炎，与霉菌性阴道炎，均由与病原直接接触所致。患者阴部奇痒，甚至可引起烦躁、睡眠不安等症。因此要养成良好卫生习惯。保持外阴清洁，勤换内裤，是预防本病的有效办法。

207

1949

新 中 国
地 方 中 草 药
文 献 研 究
(1949—1979年)

1979

第 一 方

主治：阴痒。（滴虫阴道炎）

处方：蛇床子五钱　　白果仁一两。

用法：水煎服，连服三剂有效。

第 二 方

主治：阴痒。（滴虫阴道炎）

处方：丹凤眼三两。（椿谷谷）

用法：水煎坐浴洗之，每晚一次，连洗数次有效。

第 三 方

主治：阴痒。（滴虫阴道炎）。

处方：白矾三分　　轻粉三分　　梅片三分
　　　雄黄三分　　炉甘石三分　　潮脑三分。

用法：共为细面，用纱布包放阴道内。

208

（线头露在阴道外）一个对时一换。

第 四 方

主治：阴痒。（子宫颈糜烂）

处方：狼毒四钱　　白矾一两　　花椒五钱
银花一两　　连壳一两。

用法：水煎，先熏后洗阴道，疼痒立止。

第 五 方

主治：阴痒。（滴虫阴道炎）

处方：轻粉一钱　　洋冰一钱　　冰片一钱
炉甘石一钱。

用法：共为细面，撒入阴道，一天撒一次。

第 六 方

主治：阴痒。（滴虫阴道炎）

处方：蛇床子五钱　　白矾二钱半　　五倍
子二钱半　　杏仁二钱半　　芡实二

1949

新 中 国
地方中草药
文 献 研 究
(1949—1979年)

1979

钱半　　黄连钱半。

用法：水煎洗阴道，一天洗一次。

第 七 方

主治：阴痒。

处方：白矾一两　　猪苦胆一个。

用法：将白矾粉混入猪苦胆汁内，放在铁杓内焙成苦矾样，研面加冰片少许，为钱半重一个，用纱布包放入阴道内。一个对时一换，连用三天，阴道内即有白带样粘液流出，此时可用白开水将阴道内的脏东西洗净，再将药放入阴道。直至患者感到发疼为止。

210

小 儿 科

惊 风

惊风有急惊风，慢惊风二种。急惊风是食火风热发生，属于实热。慢惊风多因病久脾胃虚寒而成。

第 一 方

主治：急惊风，抽搐、口吐白沫。

处方：活白公鸡心一个。

用法：将鸡心研成水，发作时服之。

第 二 方

主治：急惊风，抽搐、高烧、呼吸困难。

处方：牛黄三分　　天竺黄三钱　　朱砂二钱　　琥珀钱半。

用法：共为细面，一岁以内每次服三分，1

211

1949

新　中　国
地方中草药
文　献　研　究
(1949—1979年)

1979

——2岁每次服五分，每日二次，开水送下。

第　三　方

主治：小儿惊风发热。

处方：朱砂一钱　　明雄黄一钱　　琥珀五分　　赤金三张　　姜虫二钱　　川贝二钱　　巴豆霜钱半。

用法：共为细面，一岁以内每次服一分，1——2岁每次服三分，早晚各一次，开水送下。

第　四　方

主治：小儿惊风，高烧、抽搐、夜啼。

处方：川贝三钱　　全虫二钱　　姜虫三钱雄黄一钱　　朱砂一钱　　赤金五张巴豆霜一钱。

用法：共为细面，一岁以内每次服一分，一

212

至二岁每次服三分，一日两次，用灯草，卜荷，钩头、蝉退各少许煎水冲服。

第 五 方

主治：急惊风。

处方：虫退三个　　全虫（去尾）二个
朱砂少许。

用法：水煎，冲朱砂徐服，一岁以内量。

第 六 方

主治：急惊风。

处方：土蜂房1个　　赤金二张。

用法：水煎，冲赤金服，一岁以内量。

第 七 方

主治：小儿慢惊风。

处方：野兔肝十个。

213

1949
新 中 国
地 方 中 草 药
文 献 研 究
(1949—1979年)
1979

用法：焙黄为面，一至二岁每次服五分，每日两次，开水送下。

第 八 方

主治：慢惊风。

处方：猪肝六两　　三稜三钱　　文术三钱　毛苍术三钱　　粉丹皮三钱　　大白三钱　　砂仁三钱。

用法：共为细面，猪肝另切成四片，再把药面撒在肝上，放沙锅蒸熟取出，焙干研面，一岁小儿每次服五分，两岁小儿每次服一钱，每日三次，开水送下。

小 儿 疳 积

小儿疳积，多由饮食不节，食积停滞，积久成疳。患儿面黄肌瘦，头发焦枯，肚大

214

青筋，食少气短，四肢无力。

第 一 方

主治：小儿疳积。

处方：生二丑二钱半　　炒二丑二钱半

大白二钱　　木香一钱

用法：共为细面，一岁小儿每服五分，一日

两次，开水送下。

第 二 方

主治：小儿疳积，面黄肌瘦。

处方：生苍术五钱　　炒白术五钱　　矿硝

一两　　海螵硝一两　　砂仁四钱

鸡肝一个

用法：将鸡肝切片，放锅内蒸熟凉干，与其

它药共研极细面，每次五分，每日两

次，红白糖开水冲送下。

215

1949

新 中 国
地 方 中 草 药
文 献 研 究
(1949—1979年)

1979

第 三 方

主治： 小儿疳积。

处方： 公鸡肝一个　　　石决明三钱（研面）
朱砂五分（研面）

用法： 鸡肝剥开，将两味药面撒到鸡肝内，
用包粽叶包住，用米泔水煮熟炕干研
面，每日服两次，一岁小儿每次服五
分。

第 四 方

主治： 小儿乳积，不食米面。

处方： 川山甲五钱　　　鸡中金五钱　　　蜈蚣
二条　　　生山药一两

用法： 共为细面，一岁以内一次五分，二岁
至三岁服一钱，每日两次，早晚服。

216

第 五 方

主治：小儿疳积（营养不良）

处方：鸡蛋一个　　巴豆三分之一粒

用法：把鸡蛋打一小孔，将巴豆放入，用面
包住，烧熟取出巴豆，一次服。

消 化 不 良

本病多由于饮食不节，或肚子受凉等引
起，常有手足心发热及肚胀，伏睡，流嘴
水，不思饮食，大便溏稀，经常哭闹及肚疼
等症。

第 一 方

主治：消化不良。

处方：胡桃一个　　铜制钱一枚

用法：以上两味合一处，用斧头捶至钱化没

217

1949

新中国
地方中草药
文献研究
(1949—1979年)

1979

为度，一日两次，四次吃完。

第 二 方

主治：小儿消化不良。

处方：蜣螂肉一个（即屎克螂）

用法：焙干为面，加白糖少许，开水一次冲
服。

第 三 方

主治：小儿疳积消化不良。

处方：上甲三钱　　下甲三钱　　鸡中金钱
半　　甲珠一钱　　青皮二钱　　陈
皮二钱　　六曲五钱　　砂仁一钱

用法：共为细面，小儿3——4岁每服一钱，
日服三次，开水送下。

218

小 儿 吐 泻

小儿吐泻，多由于饮食不节，或受风、寒、暑、湿等邪所致，病症有虚、实、寒、热之别。

第 一 方

主治：小儿腹泻。

处方：车前子一两

用法：车前子用盐水炒七次研成面。一岁每次服五分至一钱，二至四岁每次服一至二钱，每日三次，炒 小 米 煎 水送下。

第 二 方

主治：小儿溏泻。

处方：黄腊三钱　　巴豆三个（去皮）

用法：共捣如泥，敷于肚脐上，三小时后去

1949

新 中 国
地 方 中 草 药
文 献 研 究
(1949—1979年)

1979

下。

第 三 方

主治：小儿久泻不止。

处方：生姜汁一盅　　白萝卜汁一盅　　蜂蜜一盅

用法：早晚两次分服，茶叶水送下。

第 四 方

主治：小儿腹泻。

处方：土白朮一钱　　盐车前钱半　　煨肉叩八分

用法：水煎服，一日一剂。（一岁小儿量）

第 五 方

主治：小儿水泻。

处方：生姜一钱　　葱根一钱　　广丹五分

用法：共捣如泥，贴肚脐上，二十四小时去

220

掉。

小 儿 口 疮

小儿口疮，是小儿口角、或唇、舌，以及口腔糜烂。糜烂部发白者名白口疮；发红者名红口疮。

第 一 方

主治：口舌生疮。

处方：猪苦胆一个　　白矾一两

用法：将白矾装入苦胆内阴干，研极细面取少许撒患处，每日两次。

第 二 方

主治：小儿红白口疮。

处方：黄瓜种一个（切开去籽）　　白矾一两

用法：将白矾撒黄瓜内阴干，研极细面，撒

1949

新 中 国
地 方 中 草 药
文 献 研 究
(1949—1979年)

1979

患处，每日三次。

第 三 方

主治： 白口疮。

处方： 白公鸡脑一个　　五倍子五钱（焙黄）
　　　　苦矾五钱

用法： 将鸡脑放瓦上焙干，共为细面，加白
　　　　糖少许，涂抹患处，一日两次。

第 四 方

主治： 小儿红白口疮。

处方： 朱砂一钱　　冰片一钱　　芮仁一钱
　　　　（去皮）

用法： 共为细面，用熟枣肉调成软羔状，摊
　　　　在纸上，贴在囟门上，对时去下。

第 五 方

主治： 红白口疮。

222

处方：柏枝

用法：柏枝烧焦为极细面，撒患处，一日三
次。

<h1 style="text-align:center">第 六 方</h1>

主治：红口疮。

处方：生地二钱　　赤芍一钱　　连壳钱半
木通八分　　炒枝子八分　　甘草一
钱　　竹叶七片

用法：水煎服，（一至二岁小儿量）

<h1 style="text-align:center">第 七 方</h1>

主治：舌腺疗。

处方：白矾三钱　　蜘蛛五个　　五倍子五
分（焙黄）　　白石筋少许　　指甲三
分（焙黄）　　头发鸡蛋大一团（烧灰）

用法：将白矾化开加蜘蛛升干为度，与其它
药共为细面，撒患处，每日三次。

223

1949
新 中 国
地 方 中 草 药
文 献 研 究
(1949—1979年)
1979

第 八 方

主治：口疮。（长期不愈）

处方：当归五钱　　白芍五钱　　熟地五钱
肉桂五钱　　川芎四钱　　黄柏二钱
生石羔一两

用法：水煎服，每日一剂，三剂全愈（成人
量）

第 九 方

主治：红白口疮。

处方：鸡中金二钱　　枯矾少许

用法：鸡中金烧存性，加枯矾共为细面，撒
患处即可。

第 十 方

主治：红白口疮。

处方：生南星　　黄芪各一钱　　醋适量

224

用法：研细面，醋调糊状，贴足心，对时去
掉。

第 十 一 方

主治：鹅口疮，满口雪白。
处方：蓖麻籽仁四十个　　朱砂二钱
用法：共捣如泥，贴在囟门处，二十四小时
取掉。

小 儿 遗 尿

小儿遗尿，多由于先天肾气虚弱，或其
它病理所致，其主要症状为夜间尿床。

第 一 方

主治：遗尿。
处方：复盆子三钱　　桑螵蛸一钱　　益智
仁二钱　　乌药一钱　　肉桂五分

225

1949
新 中 国
地 方 中 草 药
文 献 研 究
(1949—1979年)
1979

用法：水煎服，每日一剂，五至七剂可愈。

第 二 方

主治：遗尿。

处方：硫磺三钱　　葱白七个

用法：共捣如泥，临睡前贴脐上，固定包扎，
早上去掉，每晚一次，连用七天。

第 三 方

主治：遗尿。

处方：鸡肠一付　　牡历三钱　　桑螵蛸三
钱

用法：女用母鸡肠，男用公鸡肠，将鸡肠洗
净，共煎服，每日一剂，连服五剂。

第 四 方

主治：遗尿。

处方：五倍子　　龙骨各等分

226

用法：共为细面，唾液调和，放入脐中，用
　　　　胶布贴住，每日一次。

第 五 方

主治：遗尿。
处方：刺猬皮
用法：用砂土炒黄为细面，每晚服一钱，黄
　　　　酒送下。

第 六 方

主治：遗尿。
处方：益智仁三钱　　　桑螵蛸三钱　　　白果
　　　　七个
用法：水煎服，每日一剂，连服五至七剂。

小儿下肢麻痹

小儿下肢麻痹俗称小儿下肢瘫痪，多见

227

1949
新中国
地方中草药
文献研究
(1949—1979年)
1979

于两岁以下小儿。得病初起发烧，烦燥、或有抽风、昏迷等症。二至三日热退后，即出现一侧或双侧下肢麻痹，不能动，不会立，足向外翻等。

第 一 方

主治：小儿下肢麻痹，股骨肌肉未萎缩，（发病三个月以内有效）。

处方：冬虫草五钱　　乌蛇骨五钱　　土元三钱　　川牛夕三钱

用法：共为细面，每服二分，一日三次，黄酒引送下。（一岁量）

第 二 方

主治：小儿下肢麻痹，肌肉萎缩，（发病六个月以内有效）。

处方：党参三钱　　棉芪五钱　　炙甘草二钱

228

用法：水煎服，每日一剂，十剂见效。

小儿软骨病

小儿软骨病：是由于先天胎元不足，和后天营养不良所致。患儿下肢外弓形成箩圈腿，上肢举动不良，头颈不能直立，囟门不闭，甚或形成鸡胸驼背。

第 一 方

主治：小儿软骨病。

处方：苜蓿一两　　花生仁适量

用法：苜蓿水煎服，每日一剂，花生米研碎经常吃，六个月好转。

第 二 方

主治：软骨病。

处方：鸡蛋壳

229

1949
新 中 国
地 方 中 草 药
文 献 研 究
(1949—1979年)
1979

用法：将鸡蛋壳焙干研为细面，每次五分，
每日三次，开水送下。

脑 积 水
第 一 方

主治：脑积水。

处方：大白花蛇一两　　冬虫草两半　　土
元三钱

用法：共为细面，每次服二分，一日三次，
黄酒冲服。

其 它 疾 病
第 一 方

主治：小儿发热。

230

处方：青蒿二钱　　白糖一两

用法：青蒿煎水冲白糖服，一至三岁量。

第　二　方

主治：小儿食厥。

处方：当归二钱　　川芎二钱　　芫花二钱
　　　巴豆霜一钱

用法：焙干共为细面，一至二岁每次服三厘
　　　至五厘，每早一次，开水送下。

第　三　方

主治：小儿咳嗽。

处方：朱砂一钱　　川贝三钱

用法：共 为 细 面，一岁以内每次服三至四
　　　分，一日两次，开水送下。

第　四　方

主治：小儿红鼻孔。

231

1949

新 中 国
地方中草药
文 献 研 究
(1949—1979年)

1979

处方：绿豆芽二把

用法：捣烂拧汁加白糖少许，一次服下。

第 五 方

主治：初生儿无皮。

处方：白大米粉

用法：将白大米研极细面，撒患处。

第 六 方

主治：小儿脐流水。

处方：煅龙骨一钱　　炉甘石一钱　　冰片少许

用法：共为极细面，撒脐部。

第 七 方

主治：小儿脐流水。

处方：花生仁皮

用法：焙干研细面，撒脐部即愈。

232

外　科

骨　折

骨折分为两种性质：一种是闭合性骨折，就是骨折端没有穿破皮肤外；另一种是穿破性骨折，就是骨折端穿破了皮肤，与外界接触。

第　一　方

主治：骨折（接骨止痛）

处方：自然铜　　土元　　毛姜　　龙骨
血力花　　朱砂　　川断　　川牛夕
川木瓜各三钱

用法：共为细面，每服三钱，一日两次，黄酒送下。

233

1949

新　中　国
地 方 中 草 药
文　献　研　究
(1949—1979年)

1979

第　二　方

主治：骨折（接骨用）

处方：当归七钱半　　川芎五钱　　乳香二钱半　　没药二钱半　　木香一钱川乌四钱半　　黄丹六钱　　毛姜五钱　　古铜钱三钱　　香油两半

用法：共为细面，香油调成羔贴患处，七天换一天。

第　三　方

主治：骨折（开放性　闭合性）

处方：金生一斤　　血力花一两　　乳香一两　　没药一两　　儿茶一两　　龙骨五钱　　象皮五钱　　自然铜一两冰片一两（外包）　　寸香八分（外包）　　田三七一两　　虎骨一两香油二斤　　槐条一把

234

用法：槐条用油熬枯，捞出不用。再将油熬成滴水成珠时，加入金生面，再熬至滴水成珠，加入其它药面，再熬成滴水成珠后，微冷再加入冰片，寸香即成，摊布上贴患处，一星期换一次。

第 四 方

主治：单纯性骨折。

处方：乳香　　没药　　血力花　　儿茶象皮各三钱　　五加皮五钱　　龙骨四钱　　寸香四分　　冰片五分土元二钱

用法：共为细面，白开水调和为糊状，外贴三天换一次。

第 五 方

主治：骨折。

处方：五加皮四两　　小公鸡一只去毛、内

235

1949

新　中　国
地 方 中 草 药
文 献 研 究
(1949—1979年)

1979

脏

用法：五加皮、小公鸡连骨共捣烂，敷患处骨即发响，听不响后将药刮去。

第　六　方

主治：骨折。

处方：栋花公鸡一只（去毛）生南星一两

用法：将公鸡捣烂加入生南星，摊生白布上敷患处一天一夜即可，二十分钟止痛。

第　七　方

主治：单纯性骨折。

处方：白榆皮一两　　花椒三钱　　公牛角三钱　　小叶杨叶一两　　鹿角霜五钱　　血力花五钱　　黄米面一两陈醋十二两

用法：共为细面，把醋烧滚，将药加入即

236

成，摊于生白布上，用柳木板固定，老年人贴对时，青年人少贴两个小时。

第 八 方

主治：骨折。

处方：活土元适量

用法：将活土元捣如泥，摊生白布 上 贴 患处。

第 九 方

主治：骨折。

处方：土元四钱　　自然铜二钱　　归尾二钱　　半下二钱　　甜瓜籽二钱
乳香钱二分　　没药钱二分　　血力花钱二分　　雄黄钱二分　　朱砂钱二分　　龙骨八分　　寸香四分

用法：共为细面，加酒少许，炼蜜为丸，每丸五分重，每服十丸，一日两次，黄酒

237

1949

新 中 国
地 方 中 草 药
文 献 研 究
(1949—1979年)

1979

送下。

第 十 方

主治：骨折。

处方：归尾五钱　　乳香三钱　　没药三钱
血力花三钱　　土元三个（去头足）

用法：共为细面，每服三钱，每日三次，黄
酒送下。

跌 打 损 伤

人体受到打击、摔伤、扭伤等统称为跌
打损伤。症见局部疼痛、血瘀肿胀等，如见
大小便不通，乃是危症，宜服逐瘀活血药以
抢救。

第 一 方

主治：跌打损伤（活血止痛）

238

处方： 土元一两　　全当归五钱　　乳香三
钱　　没药三钱　　血力花三钱
儿茶三钱　　朱砂一钱

用法： 土元，当归两味焙干与其它药共为细
面，每日两次，每次二钱，黄酒冲服。

第 二 方

主治： 跌打损伤（活血止痛）

处方： 乳香三钱　　没药三钱　　血力花钱
半　　儿茶二钱　　当归三钱　　红
花二钱　　川牛夕三钱　　川木瓜四
钱

用法： 水煎服。

第 三 方

主治： 跌打损伤。（活血散郁止痛）

处方： 当归三钱　　乳香钱半　　没药钱半
红花二钱　　灵仙二钱　　川断二钱

239

1949
新 中 国
地 方 中 草 药
文 献 研 究
(1949—1979年)
1979

杜仲一钱　　田三七四分

用法：水煎服。

第 四 方

主治：跌摔内伤肿痛。

处方：当归尾五钱　　赤芍五钱　　茜草四钱　　透骨草五钱

用法：文火浓煎口服。

第 五 方

主治：跌打损伤。

处方：榆皮面适量　　杨叶面适量　　黄牛角三钱　　古铜钱一个　　米醋适量

用法：榆皮面、杨叶、米醋根据患者的面积大小，再加黄牛角、古铜钱为面，混合调敷。

240

第 六 方

主治：接筋

处方：川山甲适量

用法：砂炮为面，撒患处即可。

第 七 方

主治：跌打损伤（伤筋）。

处方：韭菜适量

用法：捣烂贴患处，敷一夜即愈。

烧 烫 伤

凡是由于火、蒸气、沸水、热粥等高热，对人体所引起的伤害，称为烧烫伤。根据烧烫伤的严重程度，可分三度：

第一度：局部表皮层红肿，没有水泡；

第二度：损伤表皮层及部分真皮层，伤

241

1949

新 中 国
地 方 中 草 药
文 献 研 究
(1949—1979年)

1979

处出现水泡，局部肿胀，表皮剥脱；

第三度：真皮层全部破毁，皮下组织、肌肉、甚至骨骼也受损伤，伤处呈现苍白或焦黑色。

第　一　方

主治：1——2度烧伤。

处方：月经纸（用过的，带血者佳）。

用法：将月经纸晒干，烧灰，香油调和，涂患处，一日3——4次，七日全愈

第　二　方

主治：烫伤。

处方：大黄　　寒水石　　地骨皮各等分

用法：共为细面，用香油调为糊状，涂患处，一日数次，七日可愈。

242

第 三 方

主治：烧伤。

处方：野兔皮一张

用法：烧灰为细面，香油调擦患处，一日三次，七日愈。

第 四 方

主治：烧烫伤（止疼不起泡）。

处方：青石头（手指头大）　　香油

用法：先将石头子洗净放碗内，加水淹没石子为度，取出用火烧红，淬碗内水，连淬七次，（不用石头子）加香油与水等量，用鲜槐条搅匀，涂患处，每日3——4次。

第 五 方

主治：烧伤，肿痛。

243

1949

新 中 国
地 方 中 草 药
文 献 研 究
(1949—1979年)

1979

处方：生大黄一两　　大黄炭一两　　寒水石五钱

用法：共为细面，香油调涂患处，一日涂三次，七日可愈。

第　六　方

主治：烧伤。

处方：猪毛烧灰　　香油

用法：将猪毛灰研细，加冰片少许，香油调擦患处，一日擦三次。

第　七　方

主治：烧伤。

处方：黄柏一两　　生地芋一两　　寒水石两半　　鸡子清五个　　香油适量

用法：将上药为细面，用鸡子清，香油调适当浓度，涂患处，一日三次。

244

第 八 方

主治：烧烫伤。

处方：当归四两　　茯苓四两　　黄芪四两　黄芩三钱　　防风二钱　　生川军二钱　　生地三钱　　甘草三钱

用法：水煎服，每日一剂，连服三剂。

第 九 方

主治：烧烫伤。

处方：老石灰一斤　　大黄两半　　冰片一钱　　生石羔三两

用法：老石灰轧碎炒黄，再加大黄炒至赤色为度，去大黄，研细过罗，包放缸根潮一夜取出，加冰片、生石羔共研细面，凉水调敷，每日两次，七日全愈，涂后不要揭痂以免感染化脓。

245

1949

新　中　国
地 方 中 草 药
文 献 研 究
(1949—1979年)

1979

第　十　方

主治：烧烫伤，口渴发热，心慌不安。

处方：花粉五钱　　黄连三钱　　桔梗二钱

元参五钱　　陈皮三钱　　竹叶三钱

枝子三钱

用法：水煎服。

第　十　一　方

主治：烧烫伤。

处方：寒水石二两　　生石羔二两　　生地

芋二两　　大黄三钱　　梅片少许

用法：共为极细面，香油调擦患处，一日擦

数次，七日可愈。

第　十　二　方

主治：火烧伤。

处方：鸡蛋清　　豆腐

246

用法： 根据需要多少，调成稀糊，外 涂 患 处，干则再换。

第 十 三 方

主治： 烧烫伤。

处方： 青槐枝一两　　绿豆粉一两（炒黄）

　　　　轻粉一钱

用法： 共为细面，香油调涂患处。

第 十 四 方

主治： 火烧伤。

处方： 月黄二两　　黄连五钱　　龙骨四钱

　　　　象皮四钱　　金狗脊一钱　　白蜡二

　　　　两　　香油一斤

用法： 共熬成羔外贴。

第 十 五 方

主治： 火烧伤。

247

1949
新 中 国
地方中草药
文 献 研 究
(1949—1979年)
1979

处方：夏枯草为面

用法：香油调成糊状，涂患处。

外 伤 出 血

血液从损伤的血管流到伤口外面者称为外伤出血。常见的外伤出血有动脉、静脉、毛细血管三种不同性质的出血：

1. 毛细血管出血：血液从伤口的四周渗出血量少，色红，找不到出血点。
2. 静脉出血：血液从伤口慢慢流出，色暗红。
3. 动脉出血：血流速度快，呈喷射性流出，出血量多，色鲜红。

第 一 方

主治：外伤出血。

处方：老石灰二斤　　大黄二两　　小蓟二

248

两　　艾叶一两　　花蕊石一两
（火锻童便浸）

用法： 将老石灰研碎放锅内炒黄，加大黄炒
　　　至红色为度，（不用大黄）将石灰研
　　　细，包住放水缸根潮一夜，加其它药
　　　共为细面，撒患处即效。

第　二　方

主治： 跌打损伤，出血不止。

处方： 雄土别四钱　　胆南星五钱　　血力
　　　花五钱　　没药八钱　　马前子九个
　　　炒　　龙骨三钱　　南红花五钱
　　　羌活三钱　　螃蟹骨三钱　　当归三
　　　钱　　乳香一两　　防风五钱　　白
　　　芷五钱　　升麻五钱　　菖蒲三钱
　　　川芎四钱

用法： 共研细面备用，用时以酒调敷患处，
　　　用唾液调更好，血止后用凡士林配制

249

1949

新　中　国
地 方 中 草 药
文 献 研 究
(1949—1979年)

1979

软羔涂亦可。

第 三 方

主治：出血不止。

处方：海螵蛸五钱　　龙骨五钱　　五倍子
一两　　赤石脂一两　　血力花三钱
半　　寸香少许

用法：共为细面，洗净患处，把药按到伤处
即止血。

第 四 方

主治：外伤出血。

处方：老石灰半斤　　韭菜半斤　　小老鼠
七个（无毛）

用法：上药共捣如泥，晒干研细面，撒伤处
包扎即止血。

250

第 五 方

主治：外伤出血。

处方：乳香一钱　　没药一钱　　血力花一钱　　儿茶一钱　　月黄二钱　　皮胶四两（外包）

用法：共为细面，皮胶加水一茶缸熬开，加药刷到门红纸上，贴伤口即止血。

第 六 方

主治：弹片枪伤出血。

处方：猪苦胆一个　　好石灰适量

用法：猪苦胆内装石灰，阴干研极细面，撒患处止血止疼。

第 七 方

主治：外伤出血。

处方：苏马勃

251

1949

新 中 国
地 方 中 草 药
文 献 研 究
(1949—1979年)

1979

用法：敷患处即可。

第 八 方

主治：外伤出血。

处方：韭菜根　　陈石灰各等分

用法：共捣如泥，晒干研成面，按患处血即
止。

第 九 方

主治：外伤出血。

处方：老石灰　　大黄　　刘寄奴各等分

用法：共为细面，按患处即止血。

第 十 方

主治：外伤出血。

处方：生熟白矾　　生熟黄香各等分

用法：共为细面，撒患处止疼止血。

252

第 十 一 方

主治：外伤出血，

处方：象皮五钱　　龙骨五钱　　陈石灰一
两　　熟黄香一两　　生松香一两
枯矾一两

用法：共为细面，撒患处即止。

第 十 二 方

主治：枪炮弹片伤。

处方：川山甲三钱　　皂刺二钱　　当归三
钱　　银花三钱　　连壳三钱　　赤
芍三钱　　乳香二钱　　没药二钱
花粉二钱　　防风二钱　　芥穗二钱
红花二钱　　血力花二钱

用法：共为细面，每服三钱，每日两次，开
水送下。

说明：如患者内热严重，需内服犀角五分

1949

新　中　国
地 方 中 草 药
文　献　研　究
(1949—1979年)

1979

羚羊角五分　　竹叶一钱　　灯草一
钱　　水煎服，

第 十 三 方

主治：枪弹片入肉。

处方：铁将军（即屎克郎）七个　　蝼蛄三
个　　黄丹二两

用法：共为细面，用香油调涂患处，上盖油
纸一块。贴后枪眼流出黑水，枪弹片
随之而出。

疖、痈、疽

各种疮症，最常见的有节疮、痈疮。红、
肿、痛、热酿成稠脓者，小的叫疖，大的叫
痈。痈疮初起，伴有寒战高烧，中医称为阳
疮。俗称的"对口""发背"等均属痈疮范
围。疽疮多为深部脓疡，附骨而生，溃后流

254

脓，中医称阴疮。

第 一 方

主治：搭背。

处方：贡胶珠五钱　　牡历五钱　　鸡蛋黄
五个（熬成油）

用法：贡胶，牡历研细面，鸡蛋油调和涂患
处。

第 二 方

主治：搭背疮，已溃，未溃。

处方：辣椒适量

用法：研成细面，水调抹患处。

第 三 方

主治：搭背疮。

处方：老石灰三钱　　百草霜三钱　　飞罗
面三钱　　核桃仁四个（炬黑）

255

1949
新 中 国
地 方 中 草 药
文 献 研 究
(1949—1979年)
1979

用法：共为细面，用凉水调和涂抹疮上，白纸七张冷水湿透贴上，每日去一张，七天去完即好。

第 四 方

主治：搭背疮。

处方：白鸡一只（男用白公鸡、女用白母鸡，红安最好） 陈麦粉四两

用法：用鸡内全内脏，加陈麦粉，共捣如泥贴于患处，夏季加朝脑少许防止生虫，一次即愈。

第 五 方

主治：脑后痈。

处方：生桃仁五钱 生杏仁五钱 生大黄五钱 粗马蜂窝一个（炕干研面）

用法：共为细面，用生蜜调和，外贴患处。

256

第 六 方

主治：脑后疽。

处方：生芝麻一两　　熟芝麻一两　　百草霜三钱　　鸡中金三钱　　白古月二钱　　陈脂油一两

用法：共捣成羔，用油纸做成袋，羔装袋内，下层纸扎些小孔，盖疮口上，三日一换。

第 七 方

主治：毛囊炎，脑后痈交替复发。

处方：苍术　　黄柏　　槟榔各等分

用法：将以上药炒至褐色，碾成细面，用香油适量调匀敷之。

第 八 方

主治：毛囊炎。

257

1949
新　中　国
地 方 中 草 药
文 献 研 究
(1949—1979年)
1979

处方：当归一两　　黄芪一两　　川甲珠五钱　　甘草五钱　　白酒四两

用法：水煎服，四剂全愈。

第 九 方

主治：背后自出翻花疮，流血水。

处方：乌梅肉五个（烧灰）　　轻粉五分

用法：共为细面，撒患处，隔日换一次。

第 十 方

主治：蜂窝组织炎。

处方：猫眼草半斤　　鸡蛋三个（成人量）

用法：猫眼草煎后，取汁一碗，合泡鸡蛋吃，连吃三次，隔日一次。

第 十 一 方

主治：蜂窝组织炎。

处方：小杨树叶

258

用法：煎熬成羔贴患处。

第 十 二 方

主治：痈疽。

处方：朱砂二钱　　雄黄二钱　　血力花二
钱　　没药二钱　　寸香四分

用法：共为细面，每用三分，以红棉纸将药
捲成七寸长条，用麻油浸透熏患处，
火点离疮半寸许，自外到内，火头向
上。

第 十 三 方

主治：翻花疮。

处方：当归四钱　　白芍五钱　　香附五钱
茯苓五钱　　白术四钱　　柴胡四钱
黄芩三钱　　木通三钱　　卜荷三钱
甘草二钱

用法：水煎服，一日一剂，连服三剂全愈。

259

1949

新 中 国
地 方 中 草 药
文 献 研 究
(1949—1979年)

1979

黄 水 疮

黄水疮也叫脓疮，初起皮肤发红搔痒，抓破流黄水、结痂，渐成脓泡状，黄水（脓液）流到那里，那里发生，感染性很大。

第 一 方

主治：黄水疮。

处方：松香二两　　轻粉二钱　　花椒二钱
黄丹六钱　　苦矾六钱

用法：先将松香研面，装入葱叶内焙干，再和以下四味药共为细面，香油调敷患处，一日抹一次，七——十日即愈。

第 二 方

主治：黄水疮，流黄水多。

处方：煅龙骨一两　　儿茶七钱　　冰片一钱

260

用法：共研极细面，撒患处，每日撒一次，
连撒数日可愈。

第 三 方

主治：黄水疮。

处方：官粉　　铜绿　　黄丹　　白矾各等
分

用法：共为细面，香油调，外涂患处，一日
一次。

第 四 方

主治：黄水疮。

处方：槐条　　香油

用法：将槐条烧灰研面，香油调，涂患处，
一日一次，连涂数日可愈。

第 五 方

主治：黄水疮。

261

1949

新 中 国
地 方 中 草 药
文 献 研 究
(1949—1979年)

1979

处方： 当归四钱　　赤芍五钱　　牛子四钱

羌活三钱　　防风三钱　　白芷四钱

苍术五钱　　桔梗四钱　　连壳五钱

黄连三钱　　升麻三钱　　二花五钱

甘草三钱　　枝子三钱

用法： 水煎服，一日一剂，连服四剂愈。

痔　疮

本病是肛门部皮肤及直肠粘膜下的痔静脉丛扩张，呈茸状物突出于表面，而形成痔疮。常见的有内痔、外痔、环状痔及混合痔。严重的病人大便经常出血，有些表面形成溃疡。

第　一　方

主治： 痔疮下血，疼痛。

处方： 鲜白罗卜　　鲜椿白皮　　绿豆芽

262

茅草根各四两　　白糖适量

用法：以上四味，捣烂拧汁冲白糖内服。

第　二　方

主治：痔疮下血。

处方：黑苍术五钱　　黑黄芩一两　　地于
　　　炭一两　　黑槐豆一两（槐花也可）

用法：水煎服。

第　三　方

主治：痔疮下血。

处方：小虫卧蛋四两　　黑白糖各一两

用法：煎水冲糖服。

第　四　方

主治：痔疮下血。

处方：炙白椿根皮四两　　生姜四两　　绿
　　　豆芽四两　　红白糖各一两

1949

新　中　国
地 方 中 草 药
文 献 研 究
(1949—1979年)

1979

用法：生姜、绿豆芽捣碎加白椿皮水煎冲糖
服之。

第　五　方

主治：痔疮下血。

处方：炙白椿根皮四两　　蜂蜜一两　　陈
皮三钱　　茶叶三钱　　黑豆八钱
大麦八钱

用法：水煎服。

第　六　方

主治：痔疮下血。

处方：黑槐花三钱　　椿白皮三钱　　白糖
一两

用法：水煎服。

第　七　方

主治：痔核。

264

处方：蜗牛肉　　梅片

用法：蜗牛肉生研，加冰片涂抹。

第 八 方

主治：痔疮。

处方：木头茵一两

用法：水煎外洗。

第 九 方

主治：痔疮。

处方：河边柳根须一把　　白芥子二钱
　　　　花椒二钱

用法：水煎，先熏后洗。

第 十 方

主治：痔疮。

处方：五倍子一两　　冰片少许

用法：将五倍子研面，加冰片研为极细面，

265

1949

新 中 国
地 方 中 草 药
文 献 研 究
(1949—1979年)

1979

涂痔疮上即可。

第 十 一 方

主治：痔疮。

处方：没花果树枝一把

用法：水煎热熏，凉后洗，一日一次。

第 十 二 方

主治：痔疮疼。

处方：木别子

用法：醋和木别子研成水，涂上患处止疼消
肿即愈。

臁 疮

臁疮，是下肢胫骨前侧的皮肤组织坏死
脱落，形成溃疡而长期不愈。

266

第 一 方

主治：臁疮腿。

处方：南瓜秧（又名北瓜）适量

用法：鲜秧捣烂外敷；干碾面香油调查。

第 二 方

主治：臁疮。

处方：老石灰炒黄　　生桐油

用法：调成糊状外贴，隔三日换一次。

第 三 方

主治：臁疮。

处方：铜录三钱　　官粉三钱　　古铜钱七
　　　　个　　黄蚋三钱　　香油三两　　血
　　　　余炭三钱　　摺表纸三张

用法：先用油炸铜钱二十分钟捞出，再将铜
　　　　录、官粉、血余炭研成面下入油内，

267

1949
新 中 国
地 方 中 草 药
文 献 研 究
(1949—1979年)
1979

搅匀后再下入黄腊，最后将摺表纸割成一方块，纸刺满针眼，漂入随时捞出即成，以药纸贴患处，三天换一次，三次即愈。

第 四 方

主治：臁疮，久治不愈。

处方：杨叶适量（大杨叶）上醋适量

用法：将杨叶放入醋内，泡浓成糊，涂患处，每日一次。

第 五 方

主治：臁疮。

处方：生山药三两（太骨）

用法：捣烂，贴患处用布包扎。

第 六 方

主治：臁疮。

268

处方：苍耳籽棵适量

用法：加水熬羔，贴七层纸涂七层羔。

<h1 style="text-align:center">第 七 方</h1>

主治：臁疮。

处方：熟红萝卜适量

用法：将红萝卜蒸熟，捣如泥贴患处，一日一次，连贴七日即愈。

<h1 style="text-align:center">第 八 方</h1>

主治：臁疮久治不愈。

处方：葱白蒸熟一两　　白砂糖五钱　　脂油一两

用法：共捣如泥涂患处，三天换一次，三次即愈。

<h1 style="text-align:center">第 九 方</h1>

主治：顽疮不愈。

269

1949

新 中 国
地 方 中 草 药
文 献 研 究
(1949—1979年)

1979

处方：马齿苋三斤

用法：加水六碗熬羔外贴。

乳 腺 炎

乳腺炎又叫乳痈。本病初起有寒战、高烧、乳房结硬、乳汁不通，继而红肿、热痛、或化脓溃破等。

第 一 方

主治：乳腺炎初起。

处方：公英二两

用法：水煎服，服后盖被出汗。

第 二 方

主治：乳腺炎；红肿无脓，乳汁不通。

处方：漏芦七钱　　公英二两

用法：水煎服，服后将药渣敷患处。

270

第 三 方

主治：乳腺炎，高烧、红肿热痛。

处方：全瓜娄一两　　陈皮一两　　甘草三
钱

用法：水煎服。

第 四 方

主治：乳腺炎，红肿热痛。

处方：乳香三钱　　没药三钱　　血竭三钱

儿茶三钱　　官粉三钱　　铜录三钱

黄腊六钱　　大黄三钱　　香油四两

槐条二十一寸长，　　　冰片一钱

用法：上药各为细面，用油先将槐条炸枯取
出，再将油熬至滴水成珠时放入各药
面，溶化后放入黄腊、冰片，冷凉即
成软羔。取药羔摊布上贴患处。

271

1949

新 中 国
地 方 中 草 药
文 献 研 究
(1949—1979年)

1979

第 五 方

主治：乳腺炎，寒战、高烧、红肿热痛、或化脓溃破。

处方：甲珠二钱　　棉芪五钱　　通草三钱
漏芦三钱　　全瓜娄七钱　　甘草二钱
葱白三寸

用法：水煎服，一日一剂。

第 六 方

主治：乳腺炎。

处方：柴胡四钱　　当归三钱　　赤芍三钱
川芎三钱　　生地三钱　　牛子三钱
连壳五钱　　花粉五钱　　防风三钱
陈皮五钱　　公英一两　　栀子二钱
黄芩三钱　　甘草一钱

用法：水煎服。

272

第 七 方

主治：乳腺炎。

处方：荆芥二钱　　　防风四钱　　　牛子四钱

连壳五钱　　　银花五钱　　　栀子三钱

黄芩四钱　　　花粉五钱　　　皂刺钱半

陈皮五钱　　　香附五钱　　　公英一两

柴胡四钱　　　甘草二钱

用法：水煎服，一日一剂，三剂即愈。

第 八 方

主治：乳腺炎，已溃化脓。

处方：当归三钱　　　白芍四钱　　　白术三钱

香附四钱　　　茯苓四钱　　　柴胡四钱

黄芩三钱　　　陈皮三钱　　　花粉四钱

棉芪四钱　　　白芷四钱　　　皂刺一钱

公英四钱　　　青皮三钱　　　甘草二钱

273

1949
新 中 国
地 方 中 草 药
文 献 研 究
(1949—1979年)
1979

用法：水煎服，一日一剂，连服四剂全愈。

第 九 方

主治：乳腺炎，紫肿灼痛。

处方：陈皮四钱　　蒌仁三钱　　川芎三钱
栀子三钱　　生石羔四钱　　柴胡四
钱　　青皮四钱　　连壳四钱　　橘
叶三钱　　甘草二钱

用法：水煎服，一日一剂，连服三剂即愈。

腸 梗 阻

本病的主要症状有：阵发性腹部疼痛，恶心呕吐，腹胀，胀形显露和便秘等。

第 一 方

主治：肠梗阻，肠套叠。

处方：川大黄二钱　　当归钱半　　川朴钱

274

半　　枳壳钱半　　砂仁钱半　　白

叩钱半　　甲珠钱半　　甘草钱半

木通钱半　　香油三两

用法： 香油煎药，煎至药渣焦黄色为度，去

药渣，服香油，一次服下，一剂即愈。

（1——3岁小儿量）

第　二　方

主治： 肠套叠。

处方： 柴胡八钱　　大黄三钱　　枳十三钱

黄芩二钱　　半下三钱　　杭芍三钱

青皮三钱　　乳香三钱　　没药三钱

连壳四钱　　公英五钱　　广木香二

钱　　甘草三钱

用法： 水煎服。

第　三　方

主治： 肠套叠。

275

1949

新 中 国
地方中草药
文 献 研 究
(1949—1979年)

1979

处方：陈皮三钱　　清半下三钱　　云苓四钱　　泽夕二钱　　白术三钱　　防已四钱　　牡力四钱　　香附三钱　　枳壳三钱　　甘草二钱

用法：水煎服，一剂即愈。

兰　尾　炎

兰尾炎是农村中一种最常见的急肤症。主要症状有：发热、恶心、呕吐，肚皮紧张，小肚右侧疼痛而拒按，右腿不敢伸展等。

第　一　方

主治：右下腹部疼，呕吐，身微热。

处方：生大黄五钱　　丹皮四钱　　桃仁三钱　　冬瓜仁八钱　　芒硝三钱

用法：水煎服，服后大便泻下减芒硝，加乳

276

香　　没药　　白芍各三钱　　二花
五钱　　甘草三钱

第　二　方

主治： 急慢性兰尾炎、肚痛、呕吐，右下腹
部疼。

处方： 连壳五钱　　二花八钱　　乳香二钱
没药二钱　　青皮三钱　　陈皮三钱
只壳三钱　　公英三钱　　甘草二钱

用法： 水煎服，一日两剂。

第　三　方

主治： 兰尾炎初期呕吐，身热、腹疼。

处方： 当归三钱　　生杭芍三钱　　胆草三
钱　　桃仁四钱　　丹皮三钱　　娄
仁三钱　　公英一两　　二花五钱
小茴三钱　　甘草三钱

用法： 水煎服。

277

1949
新中国
地方中草药
文献研究
(1949—1979年)
1979

第 四 方

主治：兰尾炎（化脓性）。

处方：当归五钱　　生杭芍三钱　　桃仁三钱　　丹皮三钱　　娄仁三钱　　冬瓜仁五钱　　公英五钱　　二花五钱　　川军二钱　　橘核仁五钱　　川栋子四钱　　甘草三钱

用法：水煎服。

胆道蛔虫病

本病是肠道内蛔虫钻入胆道所致，产生胆道痉挛而剧痛，呕吐苦水等。

第 一 方

主治：胆道蛔虫。

处方：乌梅七个（去仁）　　君子仁八钱

278

花椒一钱　　党参五钱　　当归四钱

黄连二钱　　黄柏二钱　　细辛钱半

干姜三钱　　肉桂二钱　　附子三钱

大白一钱

用法：水煎服，醋引，一日一剂，二剂痛
止。

第　二　方

主治：胆道蛔虫，阵发性剧痛，呕吐。

处方：乌梅一两　　苦楝皮八钱　　槟榔五
钱　　君子仁三钱　　广木香三钱
川连二钱　　大黄二钱

用法：水煎服，四小时服一剂，二剂疼止。

第　三　方

主治：胆道蛔虫，阵发性剧痛。

处方：乌梅一两

用法：水煎汁，加好醋一两冲服，服后痛即

279

1949
新 中 国
地 方 中 草 药
文 献 研 究
(1949—1979年)
1979

止。

第 四 方

主治：胆道蛔虫，阵发性剧痛，呕吐。

处方：苦楝皮五钱　　君子仁五钱　　槟榔
一两　　枳壳二钱　　木香三钱

用法：水煎服。

血栓闭塞性脉管炎（脱骨疽）

本病是一种慢性，复发性，全身性的血
管疾患，主要病变为血管内血栓形成，管腔闭
塞，最后导致肢体坏死。常发生在下肢。主
要症状发凉、发麻、疼痛、颜色改变，重者
营养障碍，如肌肉萎缩，肢端溃疡，坏死
等。

280

第 一 方

主治：脉管炎，疼痛或赤色微肿。（初期用）

处方：当归两半　　二花两半　　元参五钱
甘草五钱

用法：水煎服，连服5——10剂有效。

第 二 方

主治：下肢冷，疼痛难忍。

处方：当归三钱　　乳香二钱　　没药二钱
儿茶钱半　　生苍术三钱　　血力
花一钱　　银花三钱　　甘草三钱
元参三钱　　扁豆三钱

用法：水煎服，连服十剂。

第 三 方

主治：患肢下坠、萎缩、指节发紫。

处方：当归五钱　　红花三钱　　乳香二钱

1949

新 中 国
地 方 中 草 药
文 献 研 究
(1949—1979年)

1979

没药钱半　　儿茶钱半　　血力花

一钱　　吴于籽五分　　二花五钱

甘草钱半

用法：水煎服，一日一剂，连服30——60剂

疝　气

疝气，偏坠，俗称气蛋，得了这种病，除阴囊胀大外并有下坠的感觉，手托时，腹腔有咕噜声音。一般没有什么危险，如果下来不能上去，病人腹疼难忍，恶心呕吐，赶快治疗。

第　一　方

主治：疝气初期。

处方：猪大肠头八寸　　小茴香二两

用法：将小茴香装入猪大肠内 煮 熟吃肠 喝

汤。一日两分服。

282

第 二 方

主治：疝气初期。

处方：葵花杆心二两　　鸡蛋二个

用法：每日水煎二次，冲鸡子服。

第 三 方

主治：疝气。

处方：大麻子七个　　虫退三钱　　荔子粉
一钱　　鸡蛋三个

用法：共为细面，装鸡蛋内面包住 烧 熟 即
成，如装不完倒出些蛋清，每 日 一
付。

偏 子 墜

第 一 方

主治：初期偏子坠。

1949

新 中 国
地 方 中 草 药
文 献 研 究
(1949—1979年)

1979

处方：鱼鳔一两（锤碎）鸡蛋四个

用法：将鱼鳔锤碎装入鸡蛋内用草纸浸湿糊
七层，用炭火烧，去一层纸烧一次，
连烧至鸡蛋熟为度，一日二次分服。

脱 肛

脱肛，俗称掉迭肚，是小儿及老年人较
长见的病，青壮年很少发生。长期大便干
结，或泻肚子，中气不足等原因，都会引起
脱肛。

第 一 方

主治：脱肛。

处方：龟头一个

用法：焙黄为面，香油调涂患处。

284

第 二 方

主治：脱肛。

处方：老鳖头一个

用法：焙黄为面，香油调涂患处。

第 三 方

主治：脱肛。

处方：大蜘蛛一个　冰片少许

用法：将蜘蛛烧成黑色，加冰片研成细面，
抹在脱出的直肠上。

第 四 方

主治：脱肛。

处方：石榴皮三钱（土炒）　　苦矾三钱
冰片三分

用法：共为细面，用开水洗净脱下的直肠，
将药面撒上。

285

1949

新 中 国
地 方 中 草 药
文 献 研 究
(1949—1979年)

1979

第 五 方

主治：脱肛。

处方：瓦屋松二个

用法：将瓦屋松焙黄为细面，撒到 大 肠 头
上。

第 六 方

主治：脱肛。

处方：杨桃叶适量

用法：杨桃叶用香油炒焦研面，每次二钱，
一日两次，开水冲服。

鸡 眼

本病多见于足部的脚底板和脚指头上，
好象一个鸡眼样，走起路来疼痛得很。

286

第 一 方

主治: 鸡眼。

处方: 大葱白　　紫皮独蒜各等分

用法: 共捣如泥,用生白布包好敷在患处,
每天换一次,连用十天可全愈。

茅粪中毒

第 一 方

主治: 茅粪中毒。

处方: 柏叶一两　　鸡蛋清一个

用法: 将柏叶捣如泥,加鸡蛋清调匀,涂患
处,一次即愈。

第 二 方

主治: 茅粪中毒。

287

1949
新 中 国
地 方 中 草 药
文 献 研 究
(1949—1979年)
1979

处方：甘草五钱　　扑硝五钱　　白矾一钱
用法：水煎趁热洗患处。

耳　疮

主治：割耳苍。
处方：茧壳数个　　公山羊粪适量（烧灰存性）梅片少许
用法：共为细面，香油调涂患处。

赘　疣

第　一　方

主治：小肉猴。
处方：芝麻花一把
用法：用芝麻花搓揉小肉猴，三次即愈。

288

第 二 方

主治：小肉猴。

处方：蛇床子一两（研细）

用法：煎水洗之，一次即愈。

第 三 方

主治：肉猴。

处方：香附子一两（捣碎）

用法：煎水洗之，一次即愈。

第 四 方

主治：肉猴。

处方：下瀑雨的雨水适量

用法：用瀑雨水洗患处，每日洗三次，两日
可愈。

289

1949

新 中 国
地 方 中 草 药
文 献 研 究
(1949—1979年)

1979

第 五 方

主治：刺猴。

处方：煤油少许

用法：将刺猴刺破出血，用煤油滴上一至两滴，两次可愈。

第 六 方

主治：血箭，（毛孔射出血）

处方：生地五钱　　当归三钱　　黄连二钱

生枝三钱　　元参三钱　　黄芩四钱

甘草二钱

用法：水煎服，每日一剂，连服三剂即效。

290

皮 肤 病

秃 疮

秃疮也叫头癣。本病是一种感染性很强的皮肤病。发病初起头部产生白色或黄色呈片状的痂皮，搔痒难忍。抓破后流出黄水，结成白痂。

第 一 方

主治：秃疮。

处方：苦楝子

用法：炒焦为极细面，加香油调成糊状，涂抹患处，一日一次。

第 二 方

主治：秃疮。

291

1949

新 中 国
地 方 中 草 药
文 献 研 究
(1949—1979年)

1979

处方：红皮谷子

用法：研成细面,加香油调成糊状,抹患处,
一日抹一次。

第 三 方

主治：秃疮。

处方：生杏仁　　绿豆芽各等分

用法：共捣如泥,涂患处,一日二次。

第 四 方

主治：秃疮。

处方：鸡蛋七个　　老醋一斤

用法：用醋泡鸡蛋七天,将鸡蛋取出捣成糊
状,抹患处。如流黄水或发痒,不能
用手指挠,否则不出头发。

第 五 方

主治：头部白皮搔痒。

292

处方： 白附子五钱　　白芷五钱
用法： 水煎，洗头。

第　六　方

主治： 头皮发痒、发小红点、久治不愈。
处方： 防风五钱　　雄黄三钱
用法： 煎水三碗，洗头，每晚一次。

牛　皮　癣

　　牛皮癣初起为点状丘疹，上起白屑，渐向四周扩展为片状，搔痒，逐渐皮肤粗造脱屑，象牛领上的皮，故称为"牛皮癣"。

第　一　方

主治： 牛皮癣。
处方： 鲜山药二两　　硫黄三钱　　火石三
钱（能打出火的青石）

1949

新 中 国
地 方 中 草 药
文 献 研 究
(1949—1979年)

1979

用法：共捣如泥，摊在生白布上，贴患处，
每日一次，三至五天愈。

第 二 方

主治：牛皮癣。

处方：拉姜石

用法：将拉姜石烧红，蘸醋七次，研细面，
用醋调成糊状，抹患处，一日两次。

第 三 方

主治：钱癣。

处方：狼毒　　花椒　　白芷　　地伏子
大黄各三钱

用法：用好醋半斤，煎药，取煎汁抹患处，
一日三次，十五日可愈。

294

荨　麻　疹

荨麻疹俗称"湿犯疙瘩"，是由于机体对某种物质过敏所引起。其主要症状是：皮肤上突然发生风团样损害，搔痒剧烈，少数患者伴有腹痛，慢性者常有反复发作。

第　一　方

主治：荨麻疹。

处方：银花四钱　　苦参三钱　　白藓皮五钱　　浮萍三钱

用法：水煎服。

第　二　方

主治：荨麻疹。

处方：韭菜根

用法：捣烂拧取汁，擦患处。

295

1949

新 中 国
地 方 中 草 药
文 献 研 究
(1949—1979年)

1979

第 三 方

主治：荨麻疹。

处方：青蒿

用法：水煎，洗擦患处。

过敏性皮炎

本病是指接触动物、植物或化学物品等因对其过敏所引起。主要症状有局部发痒、灼热，潮红、肿胀、疼痛，继而出现丘疹、水泡等。

第 一 方

主治：过敏性皮炎。

处方：荆芥三钱　　首乌五钱　　菖蒲三钱　　灵仙三钱　　胡麻子三钱　　葛根五钱　　蒺藜三钱　　薄萍草二钱

296

苦甘草四钱

用法：水煎服，每日一剂。

第 二 方

主治：过敏性皮炎。

处方：银花五钱　　连壳五钱　　山楂一两
　　　　干姜三钱　　**苍术**五钱　　甘草二钱
　　　　荆芥三钱

用法：水煎服。

第 三 方

主治：过敏性皮炎。

处方：黑黄芩一两　　生地一两　　生苍术
　　　　五钱　　甘草四钱　　土苓五钱
　　　　银花五钱　　连壳一两　　虫退钱半

用法：水煎服。

297

1949

新 中 国
地 方 中 草 药
文 献 研 究
(1949—1979年)

1979

第 四 方

主治：过敏性皮炎。

处方：升麻四钱　　葛根五钱　　赤芍五钱

用法：水煎服。

第 五 方

主治：过敏性皮炎。

处方：桂枝二钱　　薄苹草四钱　　地肤子
三钱　　朱苓四钱　　苍术二钱
皂刺二钱　　炒玉米二钱　　茵陈五
钱　　防风三钱　　银花一两　　地
丁三钱

用法：水煎服。

白 癜 风

本病发病原因不明，多发生在面部、躯

298

干或四肢部，发生部位的皮肤和毛发均为白色，皮肤无异常感觉。

第 一 方

主治：白癜风。

处方：桑皮十斤　　益母草三斤

用法：共熬成羔，每次服五钱，每日两次，早晚服。

第 二 方

主治：白癜风。

处方：白信一钱　　白芷五钱　　金僧五钱
　　　　硫黄五钱

用法：共为细面，当三伏天出汗时，用醋调和抹患处。

第 三 方

主治：白癜风。

299

1949

新 中 国
地方中草药
文 献 研 究
(1949—1979年)

1979

处方：生茄

用法：将茄切片，擦患处，一日擦数次。

说明：白癜风用白茄，紫癜风用紫茄。

第 四 方

主治：紫白癜风。

处方：苍耳子一两　　防风一钱　　棉芪三钱

用法：共为细面，水打为丸，每早服三钱，米泔水送下。

鹅 掌 风

本病是掌皮肤粗造，坚硬破裂，起白屑，或痒疼。手掌象鹅掌一样，故名"鹅掌风"。

第 一 方

主治：鹅掌风。

300

处方：白矾一两　　黑矾一两　　儿茶五钱
　　　　柏叶二两

用法：煎水熏蒸手掌。熏前用桐油将手擦一
　　　　遍，再用煎出的药水熏蒸手掌。一日
　　　　一次，每次熏蒸一个小时左右。

第 二 方

主治：鹅掌风。

处方：生地四钱　　熟地四钱　　蒺藜三钱
　　　　知母三钱　　黄柏三钱　　杞子三钱
　　　　兔丝子三钱　　大活二钱　　土苓三
　　　　钱　　白仙皮三钱　　当归三钱

用法：水煎服，一日一剂，连服五剂。

阴 囊 湿 疹

阴囊湿疹俗称绣球风。本 病 阴 囊部搔
痒，抓破后流水脱皮，阴囊部皮肤增厚、粗

301

1949

新 中 国
地 方 中 草 药
文 献 研 究
(1949—1979年)

1979

造等。

第 一 方

主治：阴囊湿疹。

处方：艾叶　　皮硝　　花椒各等分

用法：水煎，洗患处。

第 二 方

主治：阴囊湿疹。

处方：蒜帘一把　　花椒一捻

用法：水煎，洗患处。

第 三 方

主治：阴囊湿疹。

处方：白菜

用法：捣成糊状，涂患处。

302

第 四 方

主治：阴囊湿疹。

处方：雄黄三钱　　　白矾三钱　　　冰片少许

用法：共为细面，鸡蛋清调成糊状，涂患处。

第 五 方

主治：阴囊湿疹。

处方：黄连三钱　　　全虫二钱

用法：水煎服。

第 六 方

主治：阴囊湿疹。

处方：胆草三钱　　　黄芩四钱　　　黄连二钱
　　　当归四钱　　　车前子五钱　　　木通三钱　　　生地三钱　　　枝子三钱　　　大黄三钱　　　泽泻五钱　　　柴胡五钱

用法：水煎服。

303

1949

新 中 国
地 方 中 草 药
文 献 研 究
(1949—1979年)

1979

脚　气（湿脚气）

本病的主要症状是脚趾奇痒，重者流水、肿疼。

第　一　方

主治：脚气。

处方：炉甘石三钱　　海螵硝三钱　　枯矾三钱　　赤石脂三钱　　梅片五分

用法：共为极细面，撒患处。

第　二　方

主治：脚气，痒、流水。

处方：硫黄二分　　轻粉二分　　胆矾二分

用法：共为极细面，撒患处。

第　三　方

主治：脚气。

304

处方：土苓一两　　木瓜五钱

用法：煎水，熏洗患处。

第　四　方

主治：脚气。（湿性）

处方：煅石羔一两　　枯矾五钱　　**煅轻粉**
　　　　五分　　梅片五分

用法：共为极细面，撒患处，一日三次。

305

1949

新 中 国
地 方 中 草 药
文 献 研 究
(1949—1979年)

1979

五 官 科

风 火 烂 眼

本病是指：眼睑边缘和睫毛根部的皮肤充血、脱屑、糜烂或溃疡。

第 一 方

主治：风火烂眼。

处方：蜗牛一个　　明矾少许（为面）

用法：将蜗牛硬壳取一口，放入明矾，停一夜即变为水，用水点眼，一日点三次，连点数日可愈。

第 二 方

主治：风火烂眼。

处方：陈醋一两

306

用法：将醋放砂锅内，加热至滚，趁热洗眼，
一次即愈。

第 三 方

主治：风火烂眼。

处方：铜绿三钱　　杏仁三钱　　桑叶三钱

用法：以上三味水煎过滤，临睡时用消毒纱
布蘸过滤液洗之。

第 四 方

主治：风火烂眼。

处方：乌鸦脑二个

用法：晚上睡时糊眼上，到天明取下即好。

第 五 方

主治：眼烂红肿。

处方：地骨皮叶四两

用法：水煎，一日三次分服。

1949

新 中 国
地 方 中 草 药
文 献 研 究
(1949—1979年)

1979

第 六 方

主治：烂眼睫毛倒。

处方：木别子仁一个

用法：上药为面，药棉包好，塞入鼻中，左侧塞右，右侧塞左，二至五次即好。

暴 发 赤 眼

暴发赤眼是因火毒上冲所致。症状有眼红赤、肿痛、羞明，流泪等。

第 一 方

主治：暴发赤眼。

处方：归尾五钱　　菊花五钱　　川军五钱
　　　　赤芍三钱　　甘草三钱　　黄连一钱五分

用法：水煎服。

308

第 二 方

主治：暴发赤眼。

处方：归尾三钱　　赤芍三钱　　胆草三钱

蒺藜四钱　　寸冬五钱　　生地四钱

薄荷三钱　　芥穗二钱　　川军八钱

芒硝四钱　　菊花四钱　　青皮三钱

甘草三钱

用法：水煎服。

第 三 方

主治：暴发火眼。

处方：熟鸡蛋一个　　黄连五分研面

用法：将鸡蛋切成两半，黄连面撒入蛋白内
浸完，临睡前沾眼皮上，清早去下。

1949

新 中 国
地 方 中 草 药
文 献 研 究
(1949—1979年)

1979

夜 盲 眼

夜盲眼（月黑眼、鸡宿眼、雀盲眼）。本病主要症状是：每天太阳落以后 就 看 不见，到天明时就又能看见东西，所以称"夜盲眼"。

第 一 方

主治：夜盲眼。

处方：夜蝙蝠眼一对　　夜明砂二钱　　夜
蝙蝠肝一具

用法：将蝙蝠肝、眼风干，加夜明砂放砂锅
内焙黄，共为细面，每晚服一次，每
次三分。

第 二 方

主治：夜盲眼。

处方：夜明砂五钱　　褚实子三钱　　灵仙

310

三钱　　石螃蟹二钱　　活磁石二钱

用法：共为细面，三至五岁每服一钱，七至

八岁每次服二钱，成人每次服三钱，

每日早晚各服一次，鸡肝或猪肝汤送

下均可。

第 三 方

主治：夜盲眼。

处方：猪肝一叶

用法：焙干为细面，每日二次，三日分服。

其 它 病

第 一 方

主治：眼球疼。

处方：夏枯草一两

用法：水煎服。余渣再煎熏眼。

311

1949
新 中 国
地 方 中 草 药
文 献 研 究
(1949—1979年)
1979

第 二 方

主治：眼球疼。

处方：别甲一两　　牡历五钱　　石决明五
钱　　夏枯草一两　　香附五钱

用法：水煎服。（若病过七日去夏枯草）

第 三 方

主治：迎风流泪。

处方：活鸡冠血

用法：用针管抽鸡冠血数滴点眼，一日二
次，三日即痊。

第 四 方

主治：麦粒肿。

处方：浓盐水。

用法：用棉花浸盐水，敷于患眼，敷时用手
摄，不滴水再用，以免流入眼内。

312

第 五 方

主治： 角膜水肿。

处方： 明矾适量　　鸡蛋清适量

用法： 先用针将角膜挑破出血，再用蛋清调
明矾外敷。（防止药液入眼内）。

第 六 方

主治： 暴盲，突然双目失明。

处方： 好火硝一两　　黄丹二分　　冰片二
分

用法： 将火硝用铜锅熔化，放凉后再加黄
丹、冰片，共为极细面备用。用时以铜
条蘸药点眼，一日三次，三天即痊。

中 耳 炎

中耳炎。多见于小儿。症状有耳内跳

313

1949

新 中 国
地 方 中 草 药
文 献 研 究
(1949—1979年)

1979

痛、或微烧，重者耳外发红，耳内化脓。

第 一 方

主治：中耳炎初期跳痛。

处方：盐黄柏三钱　　盐知母三钱

用法：水煎服，一日一剂，连服三剂。

第 二 方

主治：中耳炎、耳内流脓。

处方：紫草一钱　　香油五钱

用法：用香油浸泡紫草一天时间。取油滴耳，一日三次。

第 三 方

主治：中耳炎、耳底化脓。

处方：全蝎一个　　葱叶一个

用法：将蝎装入葱叶内，焙黄研面，香油调。滴耳内，一日三次。

314

第 四 方

主治：中耳炎、耳底化脓、耳外发红。

处方：活蚯蚓三条

用法：将蚯蚓放净水中去净泥土，取出加入
　　　　白糖少许研成液体，徐徐滴耳内。

第 五 方

主治：中耳炎、化脓。

处方：七十岁老婆头发烧炭。

用法：先将耳内脓沾净后，将头发炭面撒耳
　　　　内，一日一次。

第 六 方

主治：中耳炎。

处方：木别去皮

用法：研水点耳，一日三次，数日可愈。

315

1949

新 中 国
地 方 中 草 药
文 献 研 究
(1949—1979年)

1979

鼻 窦 炎

鼻窦炎一般症状有：鼻流清涕、长期鼻塞，鼻孔发红，严重者有发热头痛，头昏等症状。

第 一 方

主治：鼻窦炎。

处方：辛荑三钱　　芦荟一钱　　盐黄柏三钱　　龙胆草三钱　　黄连一钱　　青蒿三钱

用法：水煎服，早晚二次分服。

第 二 方

主治：慢性鼻窦炎、长期鼻塞、头痛头昏。

处方：细辛一钱　　通草一钱　　白芷三钱　　防风二钱　　荆芥三钱　　银花三钱

用法：水煎服。

316

第 三 方

主治：头痛，微发热。

处方：苍耳子炒三钱　　白芷三钱　　辛黄

二钱　　大青五分　　丝瓜（烧炭）

一钱　　藤条（烧灰）一钱

用法：慢火酒水各半煎服。

慢 性 咽 炎

慢性咽炎：是咽喉部经常发干，有时隐疼，甚者声音嘶哑等。

第 一 方

主治：慢性咽炎。

处方：咽喉草三钱

用法：开水冲饮，数次服完（一日量）。

1949

新 中 国
地方中草药
文 献 研 究
(1949—1979年)

1979

第 二 方

主治：咽炎。

处方：霜稍瓜四至七个

用法：水煎服，一日一剂，连服三剂可愈。

第 三 方

主治：慢性咽炎。

处方：马卜二钱　　月石一钱　　芙蓉叶五钱　　甘草三钱。

用法：水煎服（妇女加桃仁三钱丹皮二钱）。

第 四 方

主治：喉炎、音哑、或完全失音。

处方：马卜三钱　　青果三钱　　黑芝麻一两　　鸡蛋二个

用法：先将上二味用水煎，去渣，冲鸡蛋、芝麻（芝麻捣烂）服下。

318

第 五 方

主治：喉痛。

处方：青黛五钱　　蜂密一两

用法：共用开水冲服，一日一剂，连服三剂可愈。

牙 痛

牙疼是一种小病，但可以知道这种小病的厉害，牙疼的原因很多，如口腔不卫生，常吃甜的食物，使牙成洞（俗说虫牙），常吃辛辣东西引起牙龈肿痛俗说火牙。

第 一 方

主治：有火牙疼。

处方：鸭鸭苗根一把

用法：洗净水煎服，白糖引。

319

1949

新 中 国
地 方 中 草 药
文 献 研 究
(1949—1979年)

1979

第 二 方

主治：风火牙痛。

处方：柏壳（柏令）一两

用法：水煎服。

第 三 方

主治：牙疼。

处方：75％酒精

用法：滴患侧耳内疼即止。

第 四 方

主治：牙疼。

处方：白酒二两　　　鸡蛋二个　　　白糖二两

用法：三味混合开水冲服。

第 五 方

主治：牙疼。

320

处方：糟柳末四两　　柏钤一两　　白糖一
两

用法：将两味药水煎过滤冲白糖服。

第　六　方

主治：风火牙疼。

处方：生地五钱　　熟地八钱　　知母三钱
黄柏三钱　　细辛三钱　　荆芥三钱
白芷四钱

用法：水煎服，每日一剂，连服三天。

第　七　方

主治：牙疼。

处方：碱面一钱　　　白矾一钱　　冰片三
分

用法：研细粉，取少许吸鼻，左疼吸右，右
疼吸左。

321

1949

新 中 国
地 方 中 草 药
文 献 研 究
(1949—1979年)

1979

第 八 方

主治：牙疼。

处方：麻蜂窝二钱　　白矾一钱

用法：先煎麻蜂窝，再加白糖待不冷不热噙口中。

第 九 方

主治：各种牙疼。

处方：必卜一钱　　细辛二钱　　火硝三钱

用法：共为细面，吹鼻内，三次即好。

第 十 方

主治：牙疼。

处方：血余炭　　碱面各若干

用法：共为细面，吹鼻内，三次即好。

322

第 十 一 方

主治：牙疼。

处方：葵花朵六钱　　白糖一两

用法：水煎冲白糖服。

牙　疳

牙疳：为齿龈肿胀，腐烂，口臭，快的会引起全身中毒危及生命，称走马牙疳，另有下肢出瘀血斑，称为青腿牙疳。

第 一 方

主治：牙疳，齿龈糜烂。

处方：石羔五分　　黄柏三分　　月石四分

　　　　人中白四分　　冰片五厘

用法：共为细面，涂于患处。

第 二 方

主治：牙疳（出血）。

323

1949

新 中 国
地方中草药
文 献 研 究
(1949—1979年)

1979

处方：大黄四钱　　芒硝三钱　　甘草三钱
用法：水煎服，一日一剂，三剂可愈。

第 三 方

主治：牙疳、口臭，牙龈出脓血。
处方：净铜录　　生杏仁　　西滑石各等分
　　　　梅片少许
用法：生杏仁去皮与其它药共捣研细，再加
　　　　冰片研匀，擦抹牙根处，饭前后嗽
　　　　口。

第 四 方

主治：牙漏，腮漏化脓。
处方：香椿叶三斤（霜后）　　狗牙一个
用法：香椿叶熬羔外敷，狗牙一个沙炮研细
　　　　面撒患处，隔日一次。

324

中毒急救

砒中毒

第一方

主治：砒中毒。

处方：红萝卜英八两

用法：水煎服，一日两剂。

第二方

主治：砒中毒。

处方：川黄连一两

用法：水煎服，一剂可解。

第三方

主治：砒中毒。

处方：仙人掌半斤

325

1949

新 中 国
地 方 中 草 药
文 献 研 究
(1949—1979年)

1979

用法：捣烂拧汁，一次服下即解。

第 四 方

主治：砒中毒。

用方：防风四两　　甘草一两

用法：水煎服，服下催吐即解。

煤 气 中 毒

第 一 方

处方：浓茶叶水，好醋各一茶杯

用法：共混合，一次服。

第 二 方

处方：白萝卜汁100毫升

用法：内服，一次服完。

326

第 三 方

处方：酸黄菜水200毫升（就是冬天淹 酸 菜
水）

用法：内服，一次服完。

蝎 螫 伤

主治：蝎螫。（疯狗咬伤亦效）

处方：木梳上的脑油少许　　大蒜少许。

用法：共捣如泥，涂患处即愈。

蜂 螫 伤

处方：蚯蚓粪

用法：用冷水调成糊状，涂伤处，即愈。

327

1949

新 中 国
地 方 中 草 药
文 献 研 究
(1949—1979年)

1979

諸 虫 入 耳

主治：诸虫入耳。

处方：猫尿

用法：将猫尿滴入耳内即出。

说明：取猫尿法：用大蒜（去皮）塞入猫鼻
内即尿。

328

针治几种常见病

主治：面神经麻痹。

主穴：医风　下关　颊车（每次选一个主穴）

配穴、太阳　阳白　四白　地仓

说明：目不闭合者选配太阳、四白；咀角不
正者选颊车；眉低者选配阳白；耳区
痛者选配听穴或整穴。

主治：面神经痉挛。

主穴：医风

配穴：风池　后溪（双侧同取）

主治：坐骨神经痛。

主穴：环跳

配穴：上髎　次髎　承扶　委中　承山　阳
陵泉　昆仑

329

1949

新 中 国
地 方 中 草 药
文 献 研 究
(1949—1979年)

1979

主治：上肢瘫痪。

主穴：肩三针　内关　合谷

配穴：曲池　外关　劳宫

说明：内关可以透外关，合谷可以透劳宫。

主治：垂肩不举。

主穴：臂丛　治瘫₂

配穴：肩三针　曲池　曲泽（尺泽与少海之间）新设

主治：伸腕，伸指失灵。

主穴：手三中

配穴：曲池　手三里　内关　列缺。

主治：前臂不能曲屈。

主穴：为劳（尺泽上二寸）

配穴：治瘫₃内关透养老。

330

主治：下肢瘫，后部及外侧肌群麻痹。

主穴：坐骨刺激点　环跳

配穴：殷门　委中　阳泉　风市　承山　悬钟　承扶。

主治：下肢瘫，前面及内侧肌群麻痹。

主穴：股神经

配穴：血海　阴陵泉　三阴交。

主治：下肢内翻。

主穴：绝骨　委阳（在腘中外廉两筋间从委中外开一寸取之）

配穴：阳陵泉。

主治：下肢外翻。

主穴：委中　三阴交

配穴：阴陵泉　太溪。

331

1949

新 中 国
地 方 中 草 药
文 献 研 究
(1949—1979年)

1979

主治：足下垂。

取穴：腓总神经　　足三里　　解西　　委
阳

说明：刺针标准，刺之有配合反应为度。

主治：面瘫。

取穴：选穴和面神经麻痹同。伴有失语者刺
哑门　　上廉泉，直刺或斜刺，不留
针。

主治：手握无力。

主穴：八邪　　阳池

配穴：合谷透后溪。

主治：急性胃炎。

主穴：三院

配穴：内庭　　足三里（由下向上刺）

332

主治：化脓性付鼻窦炎。主要症状：鼻塞、不能低头、流黄涕、头痛、不能看电影等。

取穴：合谷　　内关　　足三里　　内庭（双取）　　迎香（双取）

说明：用"62.6"电疗机更好，穴位要准，刺入手法要轻，不易深刺，不使患者得气即可，用两部电疗机之负极共同夹一盐水纱布块，放到第一二颈椎处，下用绝缘物垫之勿令导电，每个机的正极连上五个导线，分布到每侧穴位，电量不易过大，调频每分钟要达280次，通电时间六十至九十分钟。

反应：患者有舒适感，四肢末稍发凉，腿膝至腹股沟，手到肘至肩或发热、出汗、口舌发干、鼻涕少、角膜充血。停电即可恢复，间日一次。

333

1949
新中国
地方中草药
文献研究
(1949—1979年)
1979

主治：子宫脱出。

主穴：维胞。（关元穴旁开六寸）

配穴：三阴交　子宫（中极穴旁开三寸）

说明：针维胞时，沿腹股沟向下斜刺二至三寸深，用中强弧度刮针，使患者感到会阴部抽动，一般当时子宫可以复位。如无效者改用子宫穴，向耻骨斜刺二至三寸深，用中、强弧度刮针，使患者感到少腹部和会阴部抽动，退针后再针三阴交穴。体弱者可配足三里　百会。一般一至三次子宫即可复位。

主治：乳汁分泌不足。

主穴：足三里　　膻中

配穴：支沟　　乳根　　少泽

说明：足三里针感要强，膻中沿皮下向左右乳房分别刺入，支沟针感中等，乳根

334

由下沿皮层向乳房内刺，用中等弧度刮针。主、配穴交替刺之。注意胸部穴位不得刺入胸腔，防止气胸。

主治：痛经。

主穴：十七椎　　痛经

配穴：中极　　太溪

说明：经前二至三天开始针刺，经后再刺三至五次。经痛发作时针十七椎二至二寸半深，止痛较好。手法均用中强弧度。

主治：胃下垂。

主穴：胃上1（下脘穴旁开四寸）透向神阙下方，同时捻转进针。

配穴：中脘、刺向神阙方向。

主治：腹泻、胀满。

335

1949

新 中 国
地方中草药
文 献 研 究
(1949—1979年)

1979

主穴：止泻　　足三里

配穴：天枢

说明：针止泻穴一般一至三次腹泻、胀满即可消失，否则改用天枢，亦可用艾卷悬灸神阙十分钟。还可在神阙和长强上突起处拔火罐。

主治：鼻衄。

配穴：上星　　公孙

配穴：印堂

说明：印堂向鼻部斜刺一至一寸半深。

主治：急性腰痛。

主穴：后溪

配穴：养老　　人中　　大麻（委中静脉放血）

说明：先针刺单侧后溪透劳宫穴，针感至肘或肩背部时，令病人作弯腰活动，腰

336

痛好转，将针退出。如效果不佳，改用养老透内关，配人中。如挫闪腰痛者配大麻。

主治：慢性腰痛。

主穴：后溪　　十七椎

配穴：肾眷　　大肠俞　　人中　　昆仑
　　　　委中

说明：先针后溪，再针十七椎。

主治：前头痛。

主穴：红阳

配穴：印堂。也可以点刺太阳出血。采用强震颤手法。

337

1949

新 中 国
地 方 中 草 药
文 献 研 究
(1949—1979年)

1979

附：新针穴位介绍

治瘫1：

　　主治：高血压引起瘫痪。

　　穴位：肩锁关节，锁骨下方取之。

　　针法：刺2——3寸也可透穴，不得刺入胸腔。

治瘫2：

　　主治：偏瘫。

　　穴位：三角肌正中点取之。

　　针法：直刺1——2寸。

治瘫3：

　　主治：上肢瘫痪。

　　穴位：伸臂仰掌，肘横纹与腕横纹联线中点，尺桡骨之间取之。

338

针法：刺入 1——2 寸，也可透穴。

治瘫 4：

　　主治：膝关节炎，下肢麻痹，或疼痛，
　　　　　下肢无力。

　　穴位：膝上 3 寸。

　　针法：刺 1——2 寸。

治瘫 5：（又叫兰尾穴，健胃穴）

　　穴位：足三里下 2 寸。

　　　　　对瘫痪所致抬腿困难有效，又治
　　　　　兰尾炎，和健胃作用。

治瘫 6：

　　穴位：瘫 5 下 1——1.5 寸，纠正外翻。

治瘫 7：

　　穴位：太溪上 5 分（同瘫 6）

339

1949
新 中 国
地 方 中 草 药
文 献 研 究
(1949—1979年)
1979

臂丛：

　　　穴位：销骨上缘中央。

　　　主治：用6.26电疗作主穴，对肩臂肌群
　　　　　　瘫痪有效。

　　　针法：向下斜刺5——6分深。

手三中：

　　　主治：手指腕不能曲伸。

　　　穴位：手三里外一寸。

　　　针法：刺1.5——2寸深。

为劳穴：

　　　主治：作用能使前臂曲屈，和曲指作用。

　　　穴位：尺泽上2寸。

　　　针法：直刺1.5——2寸深。

肩三针：

　　　主治：手臂麻木，肩不能举。

　　　340

穴位：肩贞上5分，透肩髃至肩前。

八邪：

  主治：末稍神经炎，牙痛，头痛，手握
     无力。

  穴位：腹股沟中点处，动脉外侧下二寸
     深取。

  针法：避开动脉直刺2——2.5寸深。

股神经刺激点：

  主治：下肢前面及内侧肌群麻痹。

  穴位：腹股沟中点处，动脉外侧二寸，
     深取。

  针法：避开动脉直刺二至二寸半深。

肾脊：

  主治：下肢瘫痪。

  穴位：命门旁开二至四分。

341

1949

新　中　国
地 方 中 草 药
文　献　研　究
(1949—1979年)

1979

针法：直刺一寸五分深。

新环跳：

　　主治：下肢动作障碍、瘫痪、坐骨神经痛、小儿麻痹。

　　穴位：骶尾椎突起处旁开三寸五分。

　　针法：直刺三至四寸深。

整容穴：

　　主治：面神经麻痹所伴之耳区痛。

　　穴位：听会下五分。

　　针法：直刺一至一寸五分深。

腓总神经穴：

　　主治：瘫痪，小儿麻痹之足下垂。

　　穴位：腓骨小头后缘，稍高于阳陵泉平线。

　　针法：直刺一寸五分至二寸深。

342

红阳穴：

    主治：三叉神经痛，下牙痛。

    穴位：太阳穴外旁开五分。

    针法：用四寸长针，以４５度斜刺到下
         关。

三脘穴：

    主治：胃痛、腹胀、吞酸、呕吐、腹
         泻、消化不良等。

    穴位：中脘、上脘、下脘、梁门（双）

    针法：中脘进针上至上脘，下至下脘，
         左右至梁门。一针透五穴。

说明：上刺一寸到上脘，下刺二寸到下脘，
      左右各平刺二寸到梁门。

胃上1：

    主治：胃下垂。

    穴位：神阙上二寸旁开四寸处。

343

1949
新 中 国
地方中草药
文 献 研 究
(1949—1979年)
1979

针法：斜刺向神阙方向或脐下，同时捻
转。

止泻穴：

主治：腹痛、痢疾、肠炎。

穴位：脐下二寸五分。

针法：直刺一至二寸深。

子宫穴：（奇穴）

主治：子宫脱出、睾丸炎、兰尾炎、肾
炎、膀胱炎、肾盂肾炎。

穴位：脐下四寸旁开三寸处。

针法：直刺或横刺一至三寸深。

维胞穴：（奇穴）

主治：子宫脱出，泌尿生殖疾患、肠功
能紊乱。

穴位：在脐下三寸旁开六寸处。（即关

344

元旁开六寸）

针法：横刺或斜刺二至三寸深。

排气穴：

主治：腹胀。

穴位：阳陵泉下二寸五分处。

针法：直刺二寸深。

痛经穴：

主治：痛经。

穴位：阴陵泉下三横指，胫骨外缘。

针法：直刺一至三寸深。

新设穴。

主治：角弓反张、肩背、咽喉痛。

穴位：风池穴直下发际下 方一寸 五 分
处。

针法：直刺五分至一寸深。

345

1949

新 中 国
地 方 中 草 药
文 献 研 究
(1949—1979年)

1979

十七椎穴：（奇穴）

主治：腰痛、痛经、下肢运动障碍、坐骨神经痛。

346

常见肿瘤的中草药治疗

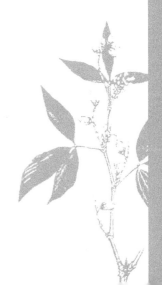

提　要

湖北省南湖医院筹备组编印。

1970 年 12 月出版。共 65 页，其中前言、目录共 3 页，正文 61 页，插页 1 页。平装本。

　　本书分 3 部分，即肿瘤基本知识、常见肿瘤的中草药治疗和割治针灸及其他疗法。第一部分为肿瘤基本知识，简略介绍了肿瘤的病因、分类、扩散、诊断、预防及治疗。第二部分为常见肿瘤的中草药治疗，记录了鼻咽癌、食管癌、胃癌、直肠癌、肝癌、肺癌、乳腺癌、子宫颈癌、恶性葡萄胎及绒毛膜上皮癌、卵巢癌、白血病及其他肿瘤的方药。每种疾病下临床表现记录详尽，治疗项下列方若干，每方下主要记录其方药、主治、制法、用法、疗效和方药来源。第三部分为割治针灸及其他疗法，包括割治疗法治疗恶性肿瘤，针灸疗法治疗食管癌，新针治疗癌症，经络穴位注射治疗食管癌、肝癌和肺癌，零号疗法治疗恶性肿瘤。其上所述方法新颖独特，值得认真学习和探究。如经络穴位注射治疗食管癌，穴位为人迎、天突、膈俞、上脘、中脘、内关、足三里，方法为取红川当提取液 4 毫升冲入噻替派 10 毫克中，根据患者病情，辨病辨证，循经络取穴，于得气后注入药液（每穴注入 0.5 ~ 1 毫升为宜），隔天进行一次。

　　书末附有抗癌草药科目归属，如"茜草科：白花蛇舌草，黄毛耳草（石打穿），猪殃殃"。

常見肿瘤的中草葯治疗

（内部參考資料）

湖北省南湖医院籌备組編印

目　录

1949

新　中　国
地 方 中 草 药
文　献　研　究
(1949—1979年)

1979

一、肿瘤基本知識

毛主席教导我们："**在生产斗争和科学实验范围内，人类总是不断发展的，自然界也总是不断发展的，永远不会停止在一个水平上。因此，人类总得不断地总结经验，有所发现，有所发明，有所创造，有所前进。**"人们在与自然界作斗争中，总是不断地总结、提高的，原来不认识的东西，逐渐被认识了。同样，肿瘤是可以认识的，是能够战胜的。很多事实证明，恶性肿瘤早期发现是可以治愈的。即使是晚期恶性肿瘤也有不少治好

1949

新 中 国
地 方 中 草 药
文 献 研 究
(1949—1979年)

1979

的。特别是大力开展中草药,中西医结合治疗恶性肿瘤以来,疗效不断提高。

下面介绍一些肿瘤基本知识供防癌宣传之参考。

肿 瘤 的 病 因

肿瘤是人体细胞和组织的病理性增生,常常形成"包块"或叫"肿块"。而它的生长一般是不会自行停止的。

有关肿瘤的发病原因,如胚胎学说、生化学说、感染因素学说、病毒学说、遗传学说等,但学说很多观点不一,至今尚无定论。多属于一些假说和推论。

肿 瘤 的 分 类

肿瘤可分良性与恶性两大类。

良性肿瘤都叫做"瘤"，一般生长较慢，外面有包膜，不发生转移，不影响生命。但是，良性肿瘤生长在重要器官附近，亦可产生严重的后果。少数良性肿瘤可以变成恶性肿瘤，所以，良性肿瘤亦应及早治疗。

恶性肿瘤名称很不统一，分类亦不一致，但一般可分为癌瘤、肉瘤和其它恶性肿瘤三类，民间都称为癌。其特点生长快，外面无包膜，易转移到其它脏器，对人体危害较大。要尽快找出根治办法，保障劳动人民健康，保护劳动力，为社会主义革命和社会主义建设服务。

肿 瘤 的 扩 散

恶性肿瘤的扩散，通常有下列四种方式：

（一）直接蔓延：恶性肿瘤直接浸润周围组织及器官。

（二）淋巴道转移：是癌瘤的主要转移方式。当癌细胞侵入淋巴管后，可沿淋巴管蔓延而侵犯局部淋巴结或邻接的组织及器官。但癌瘤发生转移的时间早晚不一。

（三）血道转移：是肉瘤的主要转移方式，晚期癌瘤亦常常发生血道转移，但比淋巴道转移少见得多。当肿瘤组织侵入血道（主要见于静脉）后随血循环向四方扩散，就可能引起远处转移。通常容易转移到肺脏、肝脏、骨骼等器官。

（四）移植性转移：这种转移方式常见于卵巢恶性肿瘤及晚期胃肠道癌瘤。肿瘤组织移植于腹膜表面上而成移植癌，并向附近器官侵犯。这种移植性肿瘤以盆腔腹膜最为常见。在进行肿瘤手术时，亦可造成肿瘤组织的局部移植。

我们在检查肿瘤病人时，要注意发现转移病灶。在治疗病人时，除要认真治疗局部病灶外，还要十分重视转移病灶的治疗，才能取得良好的治疗效果。

3

1949

新 中 国
地 方 中 草 药
文 献 研 究
(1949—1979年)

1979

肿 瘤 的 诊 断

诊断肿瘤的方法很多，主要有：

（一）症状体征：根据病史，临床症状和全身体格检查，抓住特点，辩证地进行分析，是正确地诊断肿瘤的重要方法。

（二）活体组织检查：从人体局部采取的组织，称活体组织。将该组织经过脱水等处理后制成薄片，加以染色，然后放在显微镜下检查，称之为活体组织检查。常用有切除活检，咬取活检、刮取活检、针吸活检等方法。它决定病变是否肿瘤，并能辨认肿瘤的良性与恶性，对于决定临床治疗的方法及估计预后有一定的价值。

（三）细胞涂片检查：用不同方法采集组织表面膜脱落的细胞，涂在玻片上，用95％酒精与乙醚混合液加以固定后进行染色，放在显微镜下检查，称细胞涂片检查。例如阴道、宫颈脱落细胞涂片检查，针吸涂片检查，体腔积液、胃液、气管分泌物吸出后所作的涂片检查等。这种方法对于某些恶性肿瘤（宫颈癌、食道癌、肺癌等）的早期诊断有重大价值。常用肿瘤普检工作。方法简单，容易掌握，值得推广。

（四）爱克斯射线检查：用爱克斯线透视或照片检查肿瘤的方法。它对诊断消化道、肺部、纵膈、泌尿道等部位的肿瘤有一定的价值，能确定肿瘤的位置，并了解肿瘤的性质。

（五）其它检查方法，除了上述方法外，还有超声波、放射性同位素检查，化验检查，生化学检查，支气管镜、食道镜、胃镜、腹腔镜等检查方法。

肿 瘤 的 预 防

肿瘤防治研究工作，要认真贯彻预防为主的方针。

4

（一）利用各种方式、场合，经常在群众中进行防癌宣传，普及肿瘤知识，逐步做到群防群治。

（二）有计划有步骤地建立肿瘤防治网。发动群众，进行病因及发病学的调查研究，找出发病规律，制订切实可行的预防措施。结合巡回医疗，防病治病，积极开展肿瘤预防普查工作，以达到早期诊断，早期治疗的目的。

（三）积极处理早期病变，消灭可能是致癌的因素。如子宫颈糜烂，应及时进行妇科治疗，并定期作阴道脱落细胞涂片检查，使早期癌瘤及时发现，及时治疗，不致发展到晚期。对良性肿瘤，要尽早治疗，避免变成恶性。恶性肿瘤经过治疗后要防止病变恶化和复发。

肿 瘤 的 治 疗

治疗恶性肿瘤，通常有手术治疗、放射治疗和化学药物治疗，均有一定的疗效，但不够满意。

广大医药卫生人员和广大群众，

大力发掘祖国医学遗产，走中西结合的道路，出现了许多治疗肿瘤的新疗法，好苗头。其中有火针、针灸、割治、外敷药膏、中草药、中西结合综合治疗等等，大大丰富了治疗肿瘤的方法和途径，为根治肿瘤开辟了广阔的前景。

5

1949

新 中 国
地 方 中 草 药
文 献 研 究
(1949—1979年)

1979

二、常見肿瘤的中草药治疗

在临床实践中， 对具体病人作具体分析，**"不但要看到部分，而且要看到全体。"** 对不同的病人，不同的肿瘤和癌肿的不同阶段，给予不同的全身和局部治疗。

中西医结合是我国攻克肿瘤独特的新路子。目前要大力应用中草药和新疗法治疗恶性肿瘤，不断总结提高。同时积极开展中西医结合的综合治疗，充分发挥中西医药的长处，取长补短，密切配合，尽快找出根治的办法。

下面介绍常见肿瘤的中草药治疗，供肿瘤防治研究工作参

6

考应用。

鼻　咽　癌

鼻咽癌是我国常见的恶性肿瘤之一。南方多于北方，男性多于女性，中年患者（30—50岁）居多，青年亦可见到。

〔临床表现〕

1．鼻部症状：进行性鼻塞，流涕或涕中带血，或从咽部吐出带血的痰，晚期可有大量的鼻出血。

2．颈部淋巴结转移：多出现于上颈部，乳突下方，在胸锁乳突肌深面。淋巴结迅速增大，质硬，无压痛，可相互融合。转移多为同侧，但双侧转移的亦不少见。很多病人常因颈部有肿块而就诊。

3．听力改变：轻者耳鸣，继则听力减退，重者耳聋。

4．颅神经症状：患者有剧烈头痛，一侧轻重。有些晚期病人可出现面神经麻痹，患侧眼球移位或运动障碍，复视或视力丧失等症状。

5．其他表现：晚期病人可见软腭膨出或下降，全身消瘦，贫血等。

本病可根据临床表现，从鼻咽部或颈淋巴结取活体组织检查确定诊断。

〔治　疗〕

方　　一：

方　　药：白花蛇舌草四两　紫草根一两

主　　治：鼻咽癌。

用　　法：水煎当茶服。

方药来源：省中草药学习班。

1949
新 中 国
地 方 中 草 药
文 献 研 究
(1949—1979年)
1979

方　　二：

方　　药：蒲公英　侧柏　生地（等量）

主　　治：鼻咽癌颈部转移。

制　　法：捣烂与蜜调和。

用　　法：外敷颈部肿块。

疗　　效：外敷3—4次后肿块即缩小一半。

方药来源：福建省反帝医院。

方　　三：

方　　药：魔芋五钱　七叶一枝花五钱

枸杞子根一两六钱　鸭跖草五钱

土茯苓八钱　半枝莲八钱

主　　治：鼻咽癌。

用　　法：水煎内服，每日一剂分三次服。

方药来源：上海群力草药店。

方　　四：

方　　药：葵树子

主　　治：鼻咽癌。

用　　法：葵树子加猪瘦肉或猪骨头煎至八小时以上内服。

疗　　效：部分鼻咽癌患者转移灶及原发灶缩小，症状改善。

方药来源：广东省人民医院。

附　　方：放射加化疗治疗鼻咽癌。

放疗肿瘤量6000伦琴，在放疗期间同时进行化疗，用环磷酰

8

胺7000—8000毫克，短期疗效明显。

食 道 癌

食道癌是消化道常见的恶性肿瘤，民间称"噎食病""噎膈病"。

我国华北地区及河南省、福建省部分地区发病率较高。患者多为40岁以上的中年人和老年人，男多于女。

〔临床表现〕

1．早期症状：不明显或非常轻微，如胸骨后不适和上腹饱胀等。

2．咽下困难：患者在开始时多为偶发性下咽阻塞感，间歇性发作。继而发生持续性进行性的咽下困难。初期不能吃固体食物，进而不能咽下半流质或流质，最后连饮水也觉困难。同时伴有呕吐，吐出粘液或食物。

3．疼痛：胸骨后隐痛或灼痛较常见。晚期病人出现持续性疼痛，可放射至背部、上腹部及颈部。

4．其他表现：如癌瘤侵犯喉反神经时，即发生声音嘶哑，锁骨上淋巴结转移可触及肿大的淋巴结；由于进食困难，病人消瘦，随后转为恶病质。

凡中年以上的人，如发现进行性吞咽困难，应首先考虑食道癌。宜用 X 线钡餐检查或用拉网方法查癌细胞，以明确诊断。

〔治　　疗〕

方　　一：守宫开道酒。

方　　药：守宫（壁虎）五条　白酒 1 斤（60度以上）

主　　治：食道癌全梗阻。

制　　法：以锡壶盛酒，将活壁虎（连头连尾）泡入，浸两天即成。

9

1949

新 中 国
地 方 中 草 药
文 献 研 究
(1949—1979年)

1979

用　　法：每日三次，饭前半小时服。每次10毫升，慢慢
咽之为好。

疗　　效：观察十多例食道癌全梗阻患者，除一例不能饮
酒外，其余病例均在服酒后20分钟达到开通食道的效果，立即
饮水无阻。部分病例第二天吃米粑、面包和半流质。此方对食
道癌全梗阻有明显开通作用。但不能根治肿瘤，必须在开通后
配合有效治癌方法。

方药来源：湖医二院。

方　　二：

方　　药：紫硇砂

主　　治：食道癌。

制　　法：将硇砂放入瓷器内研成细末（避金属）。加水
煮沸过滤取汁加醋（一斤汁加一斤醋），再用火煎（先武火后
文火），煎至干燥，呈灰黄色结晶粉末。

用　　法：每日服三次，每次2—5分。（每次量最大不
超过8分）。

疗　　效：治疗22例，全愈3例、明显好转8例、好转7例。

方药来源：公安县郑公区卫生所。

方　　三：复方硇砂。

方　　药：紫硇砂　乌梅　昆布　海藻

主　　治：食道癌。

制　　法：将紫硇砂、昆布、海藻各250克制成散剂。乌
梅280克水煮浓缩成流浸膏备用。

用　　法：每日三次，每次3.75克，白开水送下或用半枝
莲二两、蒲公英一两，煎水当茶饮。

10

疗　　效：观察61例，症状缓解33例，占54%。 6例原狭窄处增宽。 4例肿瘤缩小，未见肿块消失。

方药来源：医工所、武医二院。

方　　四：

方　　药：乌梅一斤　昆布三斤　白花蛇舌草三斤
　　　　　海藻一斤　蜈蚣十条　紫硇砂五钱

主　　治：食道癌、胃癌。

制　　法：上方水煎去渣取汁，加蜂蜜 3 斤收膏，成3,000毫升装瓶。

用　　法：每日二次，每次 100 毫升，配合沉香末冲服。

疗　　效：缓解症状。

方药来源：湖北中医附院。

方　　五：101方。

方　　药：硇砂九分　海藻五钱　半枝莲二两
　　　　　昆布五钱　乌梅三个　草豆蔻三钱
　　　　　白花蛇舌草四两

主　　治：食道癌。

制　　法：上药为一天量，制成糖浆。

用　　法：日服三次，每次60毫升。

疗　　效：有缓解症状作用。

方药来源：医工所、武医二院。

方　　六：

方　　药：龙葵　白英各一两六钱　蛇莓　石打穿
　　　　　婆婆针　半枝莲各八钱　臭橘叶

1949

新中国
地方中草药
文献研究
(1949—1979年)

1979

威灵仙各五钱

主　　治：食道癌。

用　　法：水煎内服，每日一剂二次服。

方药来源：上海群力草药店。

方　　七：

方　　药：1.食道二号方：

姜半夏　姜竹茹　全复花　急性子　蜣螂

南北沙参　天麦冬各四钱　公丁香　广香

沉香曲　川楝　川朴　石斛　当归各三钱

代赭石　仙鹤草各一两　豆蔻钱半

2.食道五号方：

姜半夏　姜竹茹　全复花　急性子　蜣螂

天麦冬　石　斛　川楝子　南北沙参各四钱

代赭石　徐长卿　板兰根　煅牡蛎各一两

广香　　公丁香　沉香曲　川朴　白芍各三钱

夏枯草　海藻各六钱　山豆根五钱

注：方中山豆根，部分病人服后有呕吐反应，可减量或除去。

主　　治：食道癌。

用　　法：水煎内服。

方药来源：上海中医学院附属曙光医院。

方　　八：

方　　药：蜈蚣　米酒

主　　治：食道癌。

用　　法：将蜈蚣一条加米酒二两浸泡 5 — 7 天。内服，

12

一条蜈蚣分2—3天服完或饮酒二匙每天一次。

疗　　效：治疗二例晚期食道癌，五天见效，胃纳增加，体重增加20多斤。

方药来源：广东省汕头地区陆丰县人民医院。

方　　九：

方　　药：苡仁米一两　乌梅二钱　白花蛇舌草二两半
　　　　　黄药子三钱　龙葵一两　田三七末五分

主　　治：食道癌、胃癌。

用　　法：水煎内服，一日一剂分三次服。

疗　　效：有缓解症状作用。

方药来源：南昌市二医院。

方　　十：

方　　药：火硝一两　冰片　上沉香各三钱
　　　　　月石五分　硼砂　硇砂各三钱

主　　治：食道癌（梗阻滴水难下）。

制　　法：上方共研细末装瓶备用。

用　　法：含化。每次二分，每隔30分钟一次，至患者粘涎吐完能进食后可改为3小时一次，连服二天停药，配合其他方药治疗。

方药来源：全国肿瘤会议介绍（南京251部队卫生所选抄）。

方　十　一：

方　　药：炒苏子　焦槟榔　青皮　三棱　莪术　法夏
　　　　　生姜各三钱　乌药二钱　吴萸　甘草各一钱半
　　　　　生牡蛎五钱　当归五钱　干蟾二个

13

1949

新 中 国
地 方 中 草 药
文 献 研 究
(1949—1979年)

1979

主　　治：食道癌。

用　　法：水煎服。每日一剂，配以全蝎酒服，每日一两。

疗　　效：一般服20剂后胸骨后疼痛消失。二例连服200余剂病灶完全消失。

方药来源：天津市中医医院。

胃　癌

胃癌是胃肠道常见的恶性肿瘤。患者多数在40岁以上，男性多于女性。

〔临床表现〕

1. 一般症状：有食后上腹不适，消化不良，恶心，食欲减退等。

2. 梗阻症状：癌瘤在喷门部者，多见下嚥困难；幽门窦部者多见胃潴留症状。

3. 疼痛：开始可能不显，或上腹部轻度疼痛，逐渐加重，呈持续性。

4. 其他表现：有些病人可在上腹部摸到肿块，或在锁骨上摸到肿大的淋巴结，部分病人可出现呕血或便血。大便潜血试验常为阳性。晚期病人有显著脱水、贫血、体重减轻等恶病质出现。

胃癌的早期诊断对预后关系甚大。凡中年以上的人胃病反复发作，持续数月以上经治而不好转者，特别伴有进行性消瘦、贫血等症状，应考虑到胃癌的可能，要及时做X线钡餐检查，以便早期诊断。

〔治　疗〕

方　　一：102方。

方　　药：蜈蚣五条　银花三两　水蛭二钱　海藻五钱

14

昆布五钱　三稜　莪术　枳实各四钱

主　　治：胃癌。

制　　法：上药为一日量，制成糖浆。

用　　法：日服三次，每次60毫升。

疗　　效：治疗6例，均能缓解症状，其中一例病灶缩小。

方药来源：医工所、湖医二院。

方　　二：

方　　药：(一)内服药方，

半枝莲二两　煅瓦楞五钱　郁金　只壳　灵脂

川棟　二芽　莪术各三钱　蒲公英　石见穿

昆布　苡仁　山豆根各一两　天花粉　桃仁各

四钱

(二)外用药方，

五叶金龙藤适量，洗净捣烂，加明矾少许，

生糯米粉适量拌匀外敷，每日一次，敷6—8

小时。

主　　治：胃癌。

用　　法：内服上方每日一剂，分2—3次服。

疗　　效：治疗数例，均有缓解症状作用。

其中2例显效。

方药来源：湖北中医学院附院。

方　　三：龙蛇消瘤丸。

方　　药：海龙一条　金钱白花蛇二条　水蛭　䗪虫

人指甲　乳香　没药　川连各二钱　丹皮五钱

龙胆草五钱　全蝎　黄柏　蜂房各三钱

15

1949
新 中 国
地 方 中 草 药
文 献 研 究
(1949—1979年)
1979

主　　治：胃癌。

用　　法：上方共研细末，银花煎水糊为丸，雄黄一两为衣，如梧桐子大。每日二次，每次一钱。

疗　　效：治疗6例，二例显效，4例有效。

注：手术后服用此方者不在本统计内。上六例均为非手术者。

方药来源：湖医二院。

方　　四：

方　　药：野葡萄根二两

主　　治：胃癌及消化道癌。

用　　法：每日用鲜野葡萄根水煎内服。

疗　　效：观察24例，8例有效，3例病灶缩小，其他病例症状缓解。

方药来源：湖医二院。

注：此方现已改成复方治疗。

方　　五：杀癌合剂四号。

方　　药：白花蛇舌草　白茅根各二两半
　　　　　苡仁米一两　红糖三两

主　　治：胃癌。

用　　法：水煎内服，一日一剂分2—3次服。

疗　　效：治疗70例，治愈15例、显效4例、有效35例、无效或死亡16例。

方药来源：南昌市二医院。

方　　六：喜树碱注射液。

16

方　　药：每2毫升含喜树碱10毫克

主　　治：胃癌、白血病。

用　　法：静脉注射成人每次5—20毫克，用0.9％氯化钠溶液20毫升稀释后注射，每天一次。一般总量达140毫克为一疗程。但可视病情或副反应酌情增加或减少总剂量。有些病例须用至180—200毫克才起效。喜树碱也可用动脉插管、离子透入及瘤内注射等方法给药。小儿按体重及病情酌减。

疗　　效：胃癌共治32例，15例显效、8例有效，有效率为71％。大部分病人用喜树碱后肿块显著缩小，梗阻症状消失或好转。X线检查显示病变好转。但也有部分病例对喜树碱不敏感。

慢性粒性白血病共治疗10例，5例显效、3例有效，有效率80％。患者于用药后，肝脾缩小，白细胞数显著下降，自觉症状改善。非白血病性白血病共治疗7例，7例均属有效。

副反应：恶心、呕吐、膀胱炎、血尿、脱发及周围血象白细胞减少，其中尤以膀胱炎及血尿最为严重。白细胞降低一般于停药5—7天即可逐渐回升。

方药来源：上海肿瘤协作组。

方　　七：

方　　药：鲜木棉树皮

主　　治：胃癌及消化道癌。

用　　法：上方加猪瘦肉煮服。

疗　　效：共治19例，明显疗效4例，其余均在观察中。

方药来源：广州市人民医院。

方　　八：

方　　药：急性子

1949

新　中　国
地 方 中 草 药
文 献 研 究
(1949—1979年)

1979

主　　治：胃癌。

用　　法：上方研末，每日三次，每次三钱。

疗　　效：2例胃癌治疗半年，肿块缩小。原来不能进食，药后进普食。

方药来源：江西省井岗山专区医院。

方　　九：鼹鼠散。

方　　药：鼹鼠

主　　治：胃癌、肺癌。

制　　法：把整个鼠放在瓦上焙干研细末。

用　　法：每日3—4次，每次1—2克。黄酒冲服。

方药来源：东方抗癌方药介绍。

注：鼹鼠当地土名瞎目鼠、地老鼠。其毛色灰，前足掌向外上穿，聪门有米粒大一小白块。据传学名叫中华风鼠。

直 肠 癌

直肠癌是胃肠道中常见的恶性肿瘤之一。患者多为40岁以上的中年和老年人，青年人亦有发现，男多于女。

〔临床表现〕

早期症状不明显，逐渐出现下列症状：

1．大便习惯改变：此常为早期症状，如便秘、腹泻、大便次数增加、"里急后重"感等。

2．便血：一般血量少、色鲜红，随大便而下。但也有大量出血的。

3．梗阻症状：肿瘤发展使肠道狭窄，病人出现不同程度的肠梗阻。表现腹胀、肠绞痛、大便困难等。大便呈扁平状或细条状。

18

4. 其他表现： 晚期病人常常发生肛内、骶骨部持续性疼痛；肿瘤压迫或侵犯膀胱，可引起尿频，排尿困难。

本病可根据病人主诉，结合肛门指诊或肛门镜检查，一般可明确诊断。

〔治　疗〕

方　　一：

方　　药：半枝莲二两　蚤休四钱　胡麻仁五钱　枳实
　　　　　川朴各三钱　石见穿　生地于　山豆根
　　　　　苡仁米　忍冬藤　昆布各一两　槐花一钱半

主　　治：直肠癌。

用　　法：水煎内服。每日一剂分2—3次服。

疗　　效：治疗3例、显效2例、有效一例。

方药来源：湖北中医学院附院。

方　　二：

方　　药：藤梨根二两

主　　治：直肠癌。

用　　法：上方加猪瘦肉二两水煮服。可配合犀黄丸服之。

疗　　效：治一例直肠癌，肿块明显缩小，分泌物减少，已活过一年。

方药来源：广东省人民医院。

方　　三：

方　　药：(一)痊愈方药
　　　　　化癥膏1瓶（分一周量）　生牡蛎七两
　　　　夏枯草三两五钱　海藻三两五钱　元参二两一
　　　　钱　蜈蚣　象贝各一两四钱　昆布二两八钱

1949

新 中 国
地 方 中 草 药
文 献 研 究
(1949—1979年)

1979

加糖制成水膏每瓶500毫升，攻坚三丸20粒，每日三次吞服。

（二）好转方药

夏枯草　蜀羊泉各五钱　海藻　海带
炒山栀各四钱　山药　党参　枳实　丹皮
贯众炭各三钱　红藤　蛇舌草　石见穿
生地于　槐花炭各一两　大小蓟各五钱
青陈皮各一钱　配攻坚丸20粒，分三次吞服。

方药来源：上海长征医院。

肝　癌

肝癌是我国常见的恶性肿瘤。南方多于北方，尤以广西、广东、福建三省发病率较高。男性多于女性，大多数发病年龄在30—60岁之间。

〔临床表现〕

1. 消化道症状：食欲不振，消化不良，上腹饱胀，恶心，呕吐等。

2. 肝肿大：常见进行性肝肿大，表面不平，质硬，或触及大块隆起，或摸到多数结节。

3. 疼痛：一般呈钝性疼痛，往往局限于右季肋区。当疾病发展时，疼痛加剧，可放射至背部。

4. 黄疸：多数病人迟早会出现不同程度的黄疸。

5. 其他表现：一般有消瘦、贫血、衰弱等表现，有些病人有不规则发烧。晚期病人可出现腹水、全身浮肿、恶病质等。

本病行超声波检查或同位素检查可协助诊断。必要时可作肝穿刺活体组织检查。

20

〔治　　疗〕

方　　　一：103合剂。

方　　　药：茵陈　白花蛇舌草　半枝莲各二两

　　　　　　　川楝子　板兰根　土别各三钱

　　　　　　　白芍五钱　丹参一两　大枣十枚

　　　　　　　郁金五钱

主　　　治：肝癌。

用　　　法：浓煎过滤去渣取汁，加糖收膏。每日三次，每次70毫升。

疗　　　效：共治2例，有1例已缓解一年半，肝缩小，情况良好。

方药来源：医工所、湖北中医学院附院。

方　　　二：707针剂。

方　　　药：半枝莲　白花蛇舌草　蒲公英

主　　　治：肝癌及其他癌症。

制　　　法：上方浓煎过滤取汁，加酒精反复沉淀、蒸发、冷却、过滤即成。

用　　　法：每日一次肌注，每次2—3毫升。

疗　　　效：配合治癌方药其效更佳。

方药来源：湖北中医学院附院。

方　　　三：龙白针剂。

方　　　药：龙葵1250克　白英1000克

主　　　治：肝癌及其他癌症。

制　　　法：龙白两药用水冲洗切碎，放铜锅内加水于药平面煎煮至沸腾，三次煎煮都应过滤去渣。再蒸发至粘稠状物，

21

1949

新 中 国
地 方 中 草 药
文 献 研 究
(1949—1979年)

1979

冷却，加酒精沉淀，蒸发酒精呈软膏状。再加蒸馏水750毫升稀释过滤即成。

用　　法：每日二次，每次4毫升肌注。

疗　　效：配合其他治癌方药其效明显，目前正在观察中。

方药来源：湖北中医学院附院。

方　　四：杀癌合剂Ⅰ号。

方　　药：半枝莲　半边莲　石见穿　苡仁米各一两
　　　　　　小叶金钱草二两　白玉簪花根五分

主　　治：肝癌。

用　　法：水煎内服，一日一剂分服。

疗　　效：内服及肌注杀癌合剂Ⅰ号治疗肝癌129例，治愈4例、显效32例、有效49例、无效或死亡39例。

注：杀癌合剂针剂是用上方浓煎取汁，酒精沉淀、蒸馏即成。

方药来源：南昌市二医院。

方　　五：

方　　药：(一)内服药物：蟾蜍皮
　　　　　　(二)外敷药物：蟾蜍皮

主　　治：肝癌。

用　　法：①将蟾蜍皮焙焦研末装胶囊，每日二次，每次2—3粒内服。②取活蟾蜍剥皮，用针剔破蟾酥流汁外敷肝区。外敷范围因肝大多少而定。每日1—2次，配合内服药物。

疗　　效：治疗数例均能缩小肿块、止痛，抑制肝癌发展。

22

方药来源：常州市人民医院。

方　　六：割治配合中草药。
方　　药：白花蛇舌草　半枝莲　石上柏　虎杖　八月扎
　　　　　各一两　丹参五钱　白术　三棱　郁金各三钱
割治部位：然谷、公孙两穴之间割4公分。
主　　治：肝癌。
用　　法：割治1次，配合煎服上方。
疗　　效：治愈1例肝癌。其余数例有缓解症状作用。
方药来源：广东省人民医院。

方　　七：
方　　药：（一）内服汤剂；
　　　　　白药子　黄药子　白花蛇舌草各一两
　　　　　半边莲　半枝莲　银花　茵陈　慈菇　川军
　　　　　元明粉　兔丝子　甘遂　芫花　党参　山药
　　　　　鸡内金各五钱　青蒿　柴胡　三棱　莪术
　　　　　大戟　黄芪各三钱　牵牛子二钱
　　　　　（以上药物为口服汤剂的主药。可根据病
　　　　人情况剂量有所增加减去。）
　　　　　（二）外敷膏药；
　　　　　蜈蚣十两　全虫十两　黑矾八两　紫草二斤半
　　　　　白芨五钱　冰片三两　黄丹六两　五倍子九两
　　　　　青黛六两　明矾一斤　石膏1斤　马前子十两
　　　　　乳香五两　没药五两　桐油四斤　大黄一斤半
　　　　　（以上药物研为细末，用桐油调和配制膏
　　　　药。）

23

1949

新 中 国
地 方 中 草 药
文 献 研 究
(1949—1979年)

1979

主　　治：肝癌。

用　　法：内服配合外敷。

疗　　效：治疗8例患者（7例原发性肝癌，一例转移性肝癌），其中3例经1.5~4.5月的治疗后，肝脏癌块显著缩小，食欲增加；4例于用药3周至4月后，肝脏癌块缩小，食欲增加；1例于用药1月后病情无变化。

方药来源：天津市红桥区第一防治院。

方　　八：

方　　药：1.紫草根　白英　野菊花　夏枯草各一两
　　　　　　　贯仲　牡蛎各八钱　大黄三钱

　　　　　2.白花蛇舌草二两　半枝莲　半边莲　石见穿
　　　　　　　平地木各一两

　　　　　3.全蝎　地必虫　蜈蚣　硇砂　木别子　甘草
　　　　　　　各四钱　蟾蜍三钱　穿山甲　三稜　莪术
　　　　　　　各五钱　阿魏　乳没　黄药子各八钱　玳瑁
　　　　　　　元胡各一两　犀黄一钱　蜂房六钱

主　　治：肝癌。

制　　法：方1、方2为水煎剂，内服。方3研粉为丸，如梧桐子大，每次10粒，一日三次。

用　　法：上药配合化疗应用，大部分病人可缓解症状，肿块缩小，延寿命。

方药来源：上海东方红医院。

方　　九：灭癌汤。

方　　药：（基本方）
　　　　　　马车子三分　板兰根　二花　夏枯草

24

紫草根各一两　龙胆草五钱　山查　麦芽

神曲各三钱

主　　治：肝癌。

用　　法：水煎服，日一剂。

疗　　效：一般自觉症状减轻，包块缩小或由硬变软。

方药来源：西安医学院附二医院。

肺　癌

肺癌是呼吸道中较常见的恶性肿瘤。发病年龄多在40岁以上，男性多于女性。

〔临床表现〕

1．咳嗽：初期多为干咳，随后带痰。

2．咳血：常见痰中带血，呈咖啡色。晚期可大口咯血。

3．胸疼：胸部不适可很早发生，如膨满、疼痛或压迫感。剧痛常在晚期出现。

4．其他表现：如气短、喘鸣、呼吸困难、声音嘶哑、胸腔积液、全身消瘦等，都可以先后出现。

本病用 X 线检查或痰液细胞学检查，有助于诊断。

〔治　疗〕

方　　一：

方　　药：南北沙参　百部　八月扎各四钱　天麦冬

杏仁　干蟾皮各三钱　鱼腥草　苡仁　二花

白毛屯　白花蛇舌草　夏枯草　生牡蛎

山海螺各一两　天龙15粒

主　　治：肺癌。

用　　法：水煎服。

疗　　效：共15例肺癌服药2月后，两例肿块缩小，2例

25

1949

新　中　国
地方中草药
文　献　研　究
(1949—1979年)

1979

稳定，其他11例症状改善。

　　方药来源：上海龙华医院。

　　方　　　二：910。
　　方　　　药：白花蛇舌草　山芝麻　穿心莲　蟾蜍　壁虎
　　主　　　治：肺癌、肝癌、胃癌、鼻咽癌。
　　制　　　法：由广东省佛山制药厂制成糖衣片。
　　用　　　法：每次5粒，每天三次，连服80天。
　　疗　　　效：经各地医院八个月治疗400多例癌肿病人，有一定疗效，症状好转，病灶缩小。其中广州市第一人民医院用910加服石上柏治愈1例舌癌患者，现已参加劳动。
　　方药来源：佛山制药厂。

　　方　　　三：
　　方　　　药：鱼腥草　夏枯草　山海螺　白英　半枝莲
　　　　　　　　海藻各一两　牡蛎二两　留行子五钱
　　主　　　治：肺癌。
　　用　　　法：每日一剂，水煎分服。
　　疗　　　效：配合放疗、化疗症状改善，病灶缩小3—4例。
　　方药来源：上海东方红医院。

　　方　　　四：
　　方　　　药：石上柏2—4两
　　主　　　治：肺癌、咽喉癌。
　　用　　　法：水煎内服。
　　疗　　　效：治疗肺癌、咽喉癌100多例，大部分有近期疗

26

效。治愈肺癌和咽喉癌各1例。最近用于治疗绒癌，有些病例肺转移灶消失，尿蛙试由阳性转为阴性。

方药来源：华南肿瘤医院。

乳　腺　癌

乳腺癌是妇科常见的恶性肿瘤。发病年龄多在40岁以上。男性乳腺癌很少见。

〔临床表现〕

1．乳房肿块：开始时往往只发现乳房内有一肿块，不痛，逐渐增大，质硬，边缘不清，表面不光滑，最后与皮肤粘连或固定于胸壁上，推之不活动。

2．局部皮肤及患侧乳头改变：随着肿块的增大，表面皮肤可出现水肿及桔皮样变化，乳头内陷、回缩或固定。

3．腋下淋巴结转移：乳癌容易转移到腋下淋巴结。淋巴结逐渐长大，质硬，可相融合成块，发生固定，甚至引起患侧上肢水肿。

4．其他表现：晚期可出现痛感，乳房溃烂，或发生远处转移等。乳腺导管癌患者，早期常有血性分泌物从乳头流出。

乳腺癌诊断比较容易。早期症状不明显，可于肿块局部作活体组织检查或针吸涂片作细胞学检查，有助于明确诊断。

〔治　疗〕

方　　　一：

方　　药：龙葵一两六钱　蒲公英一两　蛇莓八钱

白英一两六钱　半枝莲八钱

加　减　法：破溃加野菊花五钱　忍冬藤一两

主　　治：乳癌。

用　　法：水煎服。一日一剂，分二次服。

27

1949

新 中 国
地 方 中 草 药
文 献 研 究
(1949—1979年)

1979

方药来源：上海群力草药店。

方　　二：公英汤。

方　　药：瓜蒌20.0　　甲珠2.0　　公英3.0　　地丁3.0

　　　　　夏枯草5.0　　双花5.0　　当归10.0　　黄芪5.0

　　　　　花粉2.0　　　白芷5.0　　桔梗5.0　　赤芍2.0

　　　　　薤白5.0　　　远志3.0　　官桂3.0　　甘草2.0

主　　治：乳腺癌。

用　　法：每日一付，水煎，饭前二小时服，日三次。

疗　　效：二例痊愈。

方药来源：抚顺市新宾县三医院。

方　　三：紫花茄粉。

方　　药：紫花茄（水茄，有刺拦路虎，金扭扣）

主　　治：乳癌恶臭溃烂及其它癌症溃烂。

制　　法：在四至五月份采嫩药，晒干研细备用。

用　　法：取紫花茄粉，直接撒于疮面上，很快就能止住
黄水，去净臭肉，正常皮肤及红嫩新肉芽不能撒此药。

此药也能用水煎服。

疗　　效：使用二十余例作用良好。

方药来源：福州第一医院。

方　　四："104"乳腺方。

方　　药：野牡丹二两　　一点红二两　　嚼床草二两

　　　　　杠板归二两　　白　英二两　　黄药子二两

主　　治：乳癌。

用　　法：水煎服。

28

疗　　效：治疗二十例，效果尚好，长期用五个月，可同时用噻嗜派及每星期注射二、三针内酸睾丸素，有一例 8×9 cm肿块配合中西药治疗缩小至指头大小。

方药来源：福州第一医院。

子 宫 颈 癌

子宫颈癌是妇科最常见的恶性肿瘤。多发生于40岁以上的多产妇。

〔临床表现〕

早期没有或很少有症状，随癌瘤发展可出现如下症状：

1．白带：早期白带显增加，水样或带粉红色。晚期因癌瘤坏死脱落或感染，白带呈混黄色或浓样，有恶臭。

2．经期改变：有些病人是早期的唯一症状。多数经期稍延长或月经量增加。

3．阴道不规则出血：早期量少。劳累、便秘及阴道检查均可出现，尤以性交后出血最为常见。晚期出血量明显增加，甚至形成大出血。

4．疼痛：常在晚期出现。多见于腰部、下腹、髋部持续性疼痛，逐渐加重，常常放散到臀部及下肢。

5．其他晚期表现：一般见食欲不振、消瘦、贫血。其他有便秘、尿频、尿痛、血尿等表现。严重者可发生直肠阴道瘘或膀胱阴道瘘，或出现尿毒症等。

本病早期治疗效果很好。因此早期发现十分重要。凡30岁以上的妇女，见有白带增多或阴道不规则出血者应作妇科检查，有条件要做宫颈刮片检查，必要时作宫颈活体组织检查。

〔治　　疗〕

方　　一：

29

1949

新 中 国
地 方 中 草 药
文 献 研 究
(1949—1979年)

1979

方　　药：(一)701粉剂

白花蛇舌草一两　白薇四钱　鸭蛋子
血蝎各三钱

(二)702粉剂

黄柏　白芷　儿茶各一两　雄黄　冰片
轻粉各二钱　蜈蚣四条　射香一分

主　　治：宫颈癌。

用　　法：上方焙焦研末，用棉球蘸末少许塞入阴道内。

疗　　效：观察多例均能止血、消炎，缓解症状。

方药来源：湖北中医学院附院。

方　　二：

方　　药：(一)外用白降丹

明矾　皂矾　食盐　火硝　水银各用一两三钱

(二)内服方药

半枝莲一两　石大川五钱

主　　治：宫颈癌。

制　　法：将(一)号药物研成粉末，加水银配匀，置文火
上烧，边烧边搅。烧至药冒烟有味道，冷却后再放在碗内用泥
封严，加火烧三小时后取药外用，搽于宫颈溃烂处。

水煎内服(二)号方药。

疗　　效：治疗2例，有显著效果。

方药来源：黄石市三医院。

方　　三：

方　　药：磠碱粉剂、针剂

用　　法：①外敷：将磠碱粉放在纱布上，稍湿润敷于宫

30

颈局部。②口服：每次2—3克，每日2—3次。③注射：用20%碱碱注射于肿瘤基底部，每处0.6毫升左右，每次总量2—3毫升。

疗　　效：治疗15例显效6例，有效8例，无效2例。其中有三例为1—2期宫颈癌，经1—3月治疗病灶消失，局部涂片及活检未见癌细胞。

方药来源：华南肿瘤医院。

方　　四：693号。

方　　药：白英一两　半枝莲　虎杖　白花蛇舌草各五钱

主　　治：宫颈癌。

用　　法：水煎内服，日三次。同时配川针剂穴位注射，取穴四组，每次一组，每日一次，每穴注入0.1—0.2毫升，10天为一疗程，休息5天改用肌注，每日2毫升。

注：附穴位：一组：右三阴交、子宫穴；二组：左三阴交、子宫穴；三组：右阴陵泉、关元；四组：左阴陵泉、关元。

疗　　效：有缓解作用。

方药来源：南昌市一医院。

方　　五：

方　　药：黑皮　百部　万年青　毛姜　沙参　丹参各一斤
　　　　　九子珠　天冬各一斤半　百合　扁竹根
　　　　　血藤各半斤　红枣、红糖各三斤　木通四两

用　　法：将上药切碎，放适量的水浓煎取汁，再加红糖和蜂蜜熬成膏，日三次，每次两茶匙，开水冲服，连续服用直至痊愈。

疗　　效：治愈1例。

31

1949

新　中　国
地方中草药
文　献　研　究
(1949—1979年)

1979

方药来源：监利县。

方　　六：

方　　药：（一）内服Ⅰ号方：

作　　用：滋阴利水，适用于二便不利，鼓胀水肿，不思
饮食。

处　　方：朱苓　五味　麦冬　党参　灯草　元胡
竹叶　车前子　小茴香　只壳各三钱
赤茯苓　白术各四钱

用　　法：水煎内服，日一剂，连服3—5剂。

加　　减：腹胀加：大腹皮三至五钱。腹部有包块加：
连召五钱至一两。大便干燥加：酒军三至四钱。

禁　　忌：刺激性食物：辣子、醋。

（二）内服Ⅱ号方：

作　　用：软坚破瘀，逐寒止痛，适用于各期子宫颈癌。

处　　方：附子　韭叶　天丁各五钱　砂仁　白叩
当归　芦巴子　党参　元胡　白术　夏枯草
黑木耳各三钱　二花一两　灶心土二两

用　　法：水煎服，日一剂，12—15剂为一疗程。忌生冷。

加　　减：不呕吐者：去灶心土；大便干燥加：酒军三钱
大麻仁三至五钱；贫血加：韭菜三钱至一两
熟地三钱；血热加：生地。

（三）内服Ⅲ号方：

作　　用：调脾胃、补气血，适用于失血过多头眩晕，气
血两虚诸证。

处　　方：党参　白术各一两　陈皮四钱　当归
黄芪各五钱　炙草　升麻　柴胡　鸡内金
神曲　麦芽　五味各三钱

32

用　　法：水煎服，日一剂，连服 3 — 5 剂。

加　　减：失血过多加人参三钱　生地三钱

（四）外用"702"方：

作　　用：抑制癌组织生长，促使癌组织液化、脱落。适
　　　　　用于各期子宫颈癌。

处　　方：雄黄　硫黄　冰片　白矾　轻粉　宫粉
　　　　　杏仁各二两　藤黄　大黄　姜黄　桃仁各一两
　　　　　五倍子二两半

制　　法：共为细末搅匀，密封保存备用。

用　　法：将粉用布包成小袋，每袋装17—20克，放入宫
　　　　　颈患处，密切接触，4 — 6 天换一次，治愈为
　　　　　止。

（五）外用"703"方：

处　　方：白矾　五倍子　宫粉　雄黄　冰片各二两
　　　　　轻粉一两半　桃仁　硇砂　大黄　藤黄
　　　　　哈粉各一两　射香五分

制法、作用、用法及适应症同"702"。

主　　治：宫颈癌。

疗　　效：半年治疗观察59例，近期疗效比较显著，近期
痊愈占8.4%，基本治愈占6.8%，明显好转13.6%，好转
64.8%，无效为6.8%，这些病例均配合病理组织学定期检查。

方药来源：陕西省宝鸡地区████卫生局治癌小组。

方　　七：

方　　药：

第一阶段：病人初诊多因久病而致一般情况较差，气血虚
或伴有其他症状，此时宜先调治。

1949

新　中　国
地 方 中 草 药
文　献　研　究
(1949—1979年)

1979

处　　方：生黄芪四钱　当归五钱　党参　炒白术　天冬
茯苓各三钱　白芍　川芎各二钱　怀山药一两
甘草一钱半

加　　减：①腰痛加：川断四钱　络石藤五钱
重者加三七末二钱　土別一钱
②胀气、食欲不佳去黄芪加陈皮二钱
木香三钱　鸡内金三钱
③贫血加：生地五钱　鸡血藤四钱
④出血加：旱莲草　仙鹤草各一两
三七末二钱(冲)

此方用后，使病人一般情况好转(若病人初诊，一般情况较好可少用两天或不用)。改用下方。

第二阶段：重点在清热解毒，散瘀活血，补以调治。

处　　方：生黄芪　当归　党参各三钱　山豆根　紫草根
白茅根　马鞭草各一两　半枝莲二两
加减同上。此阶段治疗时间较长。

第三阶段：待内服外用药使阴道脱落细胞或活检阴性后，改用下方。重点在清热解毒，促进新生。

处　　方：生黄芪五钱　玄参三钱　乳香　没药
二花各二钱　马鞭草　紫草根各一两
半枝莲二两

外用药治疗：在第一二阶段后，外用药蚀去宫颈之癌瘤组织为目的。

处　　方：田三七　轻粉　雄黄各一钱　乳没一钱半
全蜈蚣两条　冰片三分　元寸二分　黄柏五钱
(共研末备用)

使用方法：每日阴道冲洗一次，将上药喷于宫颈癌表面，

34

外以棉球填塞。

注：第三阶段当宫颈复查未见癌细胞后，改用促使创面愈合之药物，用"拔毒生肌散"外用。

主　　治：宫颈癌。

疗　　效：①对42例经放疗不能治愈，有残余肿瘤的患者进行了观察，其中30例经用上法治愈、5例无效、2例好转、5例正在治疗中。治疗时间约在15~~45天。②在对残余肿瘤的治疗基础上，收治3例Ⅰ—Ⅱ期宫颈癌，以单纯上法治疗，其中2例治疗1月后复查未见癌细胞。另一例未足1月，尚未复查。

方药来源：湖医二院。

恶性葡萄胎及絨毛膜上皮癌

恶性葡萄胎和绒毛膜上皮癌绝大部分生长于子宫，多见于30—40岁的经产妇。有葡萄胎历史者占半数左右，其他继发于流产或正常产后。

〔**临床表现**〕

1. 阴道不规则出血：葡萄胎、流产、或正常产后数星期、数月，甚至达数年后发生阴道出血，量一般不多，亦有时大量出血。

2. 子宫增大：子宫增大且软。

3. 转移症状：容易发生血道转移。转移到肺脏时有咳嗽、咳血、胸疼、气急现象；转移到阴道者可见到海棉状深紫色肿物，易出血；转移到脑、肾、肝等器官者，可相应出现其他症状。

4. 腹痛：有时感下腹不适或轻度疼痛。若自发性子宫穿破或腹腔内出血者，可出现明显腹痛。

1949

新　中　国
地 方 中 草 药
文 献 研 究
(1949—1979年)

1979

　　恶性葡萄胎与绒毛膜上皮癌在临床上无明显区别，需借助于病理检查进行鉴别。但有人统计，凡良性葡萄胎病例其葡萄胎块排出后，在五个月内发病者均为恶性葡萄胎；在五至八个月发病者恶性葡萄胎及绒毛膜上皮癌的机会近乎相等；超过八个月发病者均为绒毛膜上皮癌。足月产或流产后发生者皆为绒毛膜上皮癌。

　　本病可进行尿妊娠试验、诊断性刮宫、胸部X线检查等协作诊断。

　　〔治　　疗〕

　　方　　　一：

　　方　　药：黄芪五钱　　白芨五钱　　茜草三钱　　赤小豆一两
　　　　　　　当归三钱　　苡仁一两　　甘草二钱　　鱼腥草一两
　　　　　　　党参三钱　　阿胶三钱　　败酱草五钱

　加 减 法：腹中有块，加：蒲黄　　五灵脂
　　　　　　　阴道出血，加：贯众炭
　　　　　　　腹胀，加：朴花
　　　　　　　胸疼，加：郁金　陈皮
　　　　　　　吐血，重用：白芨　茜草

　其他随症加减药物：手皮莲　山慈菇　紫草根　射干
　　　　　　　山豆根　乳香　没药　贝母　黑豆　茯神
　　　　　　　云苓　枣仁

　　主　　治：绒毛膜上皮癌。

　　疗　　效：有四例单纯用中药治疗均获根治（二例绒癌，二例恶性葡萄胎），三例已生小孩。

　　方药来源：湖医二院。

　　方　　　二："691"合剂。

36

方　　药：①干龙葵二两　干半枝莲二两　紫草根五钱

②黄芪五钱　党参二钱　当归二钱　阿胶二钱

赤小豆一两　苡仁一两　茜草二钱　甘草二钱

败酱草五钱　鱼腥草一两

主　　治：绒癌及恶性葡萄胎。

用　　法：①恶性葡萄胎服1方，一日一剂，水煎内服，分三次服，10天为一疗程，如一疗程后效果不显著者加用2方，一日一剂。②绒癌无转移者，子宫切除加用1方必要时加服2方。③绒癌有转移者，子宫切除加用1、2方合用。

疗　　效：用上述方法治疗二例晚期绒癌及一例恶性葡萄胎获痊愈。

方药来源：南昌市一医院。

方　　三：

方　　药：天皂合剂：天花粉60毫克　牙皂25毫克

主　　治：绒癌、恶性葡萄胎。

用　　法：两药混合装胶囊内，放于后穹隆，一周一次。此药毒性大，易引起中毒，需每六小时做过敏试验。

疗　　效：五例四例好，一般用三次见效，恶性葡萄胎不超过三次就愈。

方药来源：上海东方红医院。

方　　四：

方　　药：葵树子二两　半枝莲二两

主　　治：恶性葡萄胎。

用　　法：水煎4—6小时，10天为一疗程。

疗　　效：①用上方加6 MP，一疗程能减轻6 MP副作用。

37

1949

新中国
地方中草药
文献研究
(1949—1979年)

1979

②用上方加 5 —氟尿嘧啶，对合并脑转移效果好。③观察41例完全缓解26例，部分缓解15例，恶化 1 例，死亡 1 例。

方药来源：中山医学院附属一医院。

附　　方：综合疗法。

方　　药：①化疗：6 MP一疗程。②卤碱："681"针剂，每日 2 克，加50％葡萄糖40毫升静脉注射，20—30天为一疗程。③中草药：鲜铁树叶二两　石上柏一两　加水七碗煎成一碗（约400毫升）。④部分病人配合手术治疗。

主　　治：绒癌。

疗　　效：综合治疗 8 例绒癌，其中 5 例有肺转移，2 例经治疗后肺转移灶消失，尿蛙试阴性，另三例仍在治疗观察中。未转移 3 例，2 例已治愈，1 例继续治疗。

方药来源：广州市第一人民医院。

卵　巢　癌

卵巢癌是妇科常见恶性肿瘤之一。多发生于40—60岁的妇女。

〔临床表现〕

如肿块小，无并发症者，一般不产生症状。随着肿块之体积增大，可有如下表现：

1. 腹部肿块：肿块大小及形状不一，病人自行发现或妇科检查时发现，多呈实质性，或质地不匀，表面不规则，活动受限。晚期发生腹膜移植癌，从腹部摸到结节状肿块。

2. 压迫症状：如肿块压迫膀胱可发生尿频或排尿困难；压迫直肠出现便秘。

3. 腹疼：一般感到腹部不适和下腹部轻度疼痛，晚期疼痛加重，若发生蒂扭转可引起剧烈疼痛。

38

4．内分泌素肿瘤特征：如青春前期的颗粒细胞瘤 患 者，能产生女性内分泌素，可提前出现二性特征。含睾丸细胞的卵巢肿瘤患者，发生男性化倾向。

5．其他表现：晚期病人出现腹水、消瘦、贫血，或 发 生远处转移。

〔治　疗〕

方　　一：

方　　药：①怀山药一两　当归四钱　党参三钱

　　　　莪术三钱　海藻五钱　昆布五钱　桃仁三钱

　　　　红花三钱　半枝莲　鸡内金三钱

　　　　土别虫一钱（研末冲）　三七末二钱

　　　　白茅根一两

　　　　②大黄蟅虫丸每日三次，每次一丸。

主　　治：卵巢癌。

用　　法：上方水煎内服，每日一剂，分二至三次服。

疗　　效：治疗三例，二例显效，另一例经手术探查为广泛转移，放疗化疗无效的患者。治疗前腹部肿块20×10cm,伴中度腹水。服中药上方20剂后明显有效，30剂后肿块不能明显触及，腹水消退，一般情况大为好转，现已服70剂，疗效稳定。

方药来源：湖医二院。

方　　二：

方　　药：白花蛇舌草二两　半枝莲二两　橘核四钱

　　　　蟅虫三钱　昆布四钱　莪术四钱　桃仁四钱

　　　　红花一钱　地龙四钱　川楝三钱　苡米一两

　　　　党参钱半　小茴三钱

主　　治：卵巢囊肿恶性变及卵巢癌。

39

1949

新 中 国
地 方 中 草 药
文 献 研 究
(1949—1979年)

1979

用　　法：水煎内服，一日一剂。

疗　　效：治疗卵巢囊肿恶性变及卵巢癌各一例，皆显效。

方药来源：湖北中医学院附属医院。

方　　三：

方　　药：虎杖五钱　半枝莲一两　石打穿五钱

白英五钱　屯梨根五钱　黄药子五钱

白花蛇舌草一两

加减法：腹水加：腹水草（仙人搭桥）三钱

猪殃殃一两

主　　治：卵巢癌。

用　　法：水煎内服，一日三次，或制成针剂肌肉注射。

疗　　效：一例有广泛转移的卵巢癌，术前、术后服用上药，基本治愈，已参加部分劳动。

方药来源：南昌市一医院。

白　血　病

白血病是造血系统的一种恶性肿瘤。主要表现为白血病异常增生。儿童及青年较多见。按增生白血球组织的不同可分为粒细胞性白血病、淋巴细胞性白血病、单核细胞性白血病，按病程缓急可分为急性和慢性白血病。

〔临床表现〕

急性白血病：发病急速，有高烧、畏寒、头痛、衰竭、贫血等症状，皮肤、粘膜及内脏有出血现象，口腔粘膜溃疡和关节肿痛亦较常见。

慢性白血病：一般发展较慢，逐渐可出现贫血、虚弱、体重下降、盗汗等全身症状，并见进行性肝脾肿大，淋巴结肿

40

大。晚期可出现严重出血和恶病质。其中，慢性粒细胞性白血病脾脏肿大比较显著，可达骨盆腔。慢性淋巴性白血病广泛性淋巴肿大较显著，通常见于颈部、腋下和腹股沟的淋巴结肿大。

急慢性白血病可根据临床表现，白血球分类计数及骨髓穿刺检查等加以鉴别。

〔治　疗〕

方　　一：701方。

方　　药：核桃枝四两　紫草根八钱　生首乌一两

板兰根　益母草各三钱

主　　治：白血病。

用　　法：水煎内服，日一剂分2—3次服。

疗　　效：治疗20余例，2例骨髓象恢复正常，大部分病例缓解。

方药来源：武医一院。

方　　二：

方　　药：喜树根皮

主　　治：白血病。

制　　法：将喜树根皮研细末去粗皮装入胶囊备用。

用　　法：开始每次3克，日三次，连服三天，第四天改服1克，日三次，继服四天。此后改服维持量，每日0.5克，一天一次，持续一月。

疗　　效：对急慢性颗粒性白血病有明显疗效，对急性淋巴性白血病效果不显。

方药来源：广州市第一人民医院。

方　　三：

41

1949

新 中 国
地 方 中 草 药
文 献 研 究
(1949—1979年)

1979

方　　药：喜树碱注射液
　　　　　　（用法、疗效、副作用见胃癌方）

方　　四：除根汤。
方　　药：（基本方）
　　　　　　板兰根　紫草根各一两　丹参三钱
　　　　　　玉金　茯神　甘草各三钱
主　　治：白血病。
用　　法：水煎内服，日一剂分服。
方药来源：西安医学院二附院。

方　　五：
方　　药：猪殃殃　羊蹄根各一两　射干二钱　喜树根
　　　　　　蟾蜍皮　虎杖　甘草各五钱
主　　治：白血病。
用　　法：水煎内服，日一剂分服。
方药来源：上海群力草药店。

方　　六：
方　　药：蟾蜍 1—2 个
主　　治：白血病、急性粒性白血病。
用　　法：油煎服或熬服，上方为一日量。
疗　　效：一例三年来血象正常，偶而配用 6 MP。
方药来源：上海东方红医院。

方　　七：
方　　药：鲜野波菜根 1—2 两

42

主　　治：白血病。

用　　法：水煎内服，日二次。

疗　　效：治疗一例急性粒性白血病，随访一年血象正常，部分病人有缓解作用，部份病人无效死亡。

方药来源：上海市一医院。

其 他 肿 瘤 方 藥

方　　一：皮癌净。

方　　药：红砒　人头发　人指甲　大枣　碱发面

主　　治：皮肤癌。

制　　法：大枣剖开去核，将红砒、头发、指甲按7:2:1装入枣内，再用碱发面把大枣包成团，用桑木柴烧透，研细末外用。

用　　法：创面分泌物多时用其粉剂，分泌物少时用香油调匀外敷。

疗　　效：治疗六例，除一例配合放射治疗外其余五例用上法治疗，四例痊愈，一例正在治疗中。

方药来源：湖医二院根据河南鹿邑县民间方子应用。

注意事项：①涂药后渗出的黄色液体，要及时擦去，防止正常皮肤溃烂。②对已溃破瘤体表面较多者可以用皮癌净粉剂，撒于瘤体。③当瘤体巳出现干枯坏死基底与组织有分离，为停药的象征。可用清香油外涂，以软化分离癌组织。④一旦用量过大，病人疼痛和肿胀较为严重时，可以用无菌盐水，将油膏揭去，停1—2天后继续再用。

方　　二：

方　　药：半枝莲四两　蒲公英一两（配合中药随症加减）

43

1949
新 中 国
地 方 中 草 药
文 献 研 究
(1949—1979年)
1979

主　　治：纵膈淋巴肉瘤、绒毛膜上皮癌、鼻咽癌。

用　　法：半枝莲、蒲公英煎水当茶饮，每天一付，病情减轻后，剂量减半，另配合中药随症加减（注）。

疗　　效：治疗各种恶性肿瘤共七例，其中有纵巴肉瘤一例痊愈，绒毛膜上皮癌一例痊愈，四例其他肿瘤，明显好转，一例死亡。

方药来源：南漳县医院。

注1：治疗纵膈淋巴肉瘤配合中药方

①丹皮三钱　甘草一钱　茯苓三钱　薏苡仁一两
生地四钱　桃仁一钱　丹参三钱　干姜炭五分
黄连五分　沙参三钱　阿胶三钱　白力参三钱
血余炭少许

②薏苡仁一两　阿胶三钱　党参三钱　茯苓二钱
生卜黄一钱　牛膝三钱　茯神二钱　灵脂二钱
炒卜黄一钱　香附三钱　当归三钱　甘草三钱
车前三钱

注2：治疗绒毛膜上皮癌配合中药方

①当归三钱　白芍三钱　红花八分　干姜炭二钱
川芎二钱　陈皮二钱　熟地三钱　童便一小杯
阿胶三钱　法夏二钱　甘草二钱　荆芥炭二钱
蚕砂炭三钱　炒卜黄二钱　桃仁一钱五分

②薏苡仁一两　当归三钱　茯苓二钱　阿胶三钱
炒卜黄一钱　灵脂二钱　茯神二钱　黄芪四钱
生卜黄一钱

上四方根据病情选用，水煎服，日服一剂，症状明显好转或症状消失后停服。半枝莲、蒲公英继续服用。

44

方　　三：纵膈障肿瘤方。

方　　药：苡仁米五钱　全括蒌五钱　夏枯草四钱

　　　　　　丹　参四钱　赤　芍二钱　当　归四钱

　　　　　　紫草根三钱　生牡蛎四钱　三　稜三钱

　　　　　　元　参三钱　香橼皮三钱　郁　金三钱

　　　　　　元　胡三钱

用　　法：水煎服，日一剂。

主　　治：纵膈障肿瘤。

疗　　效：治疗一例患者，服上方二个月后，症状消失，X线照片复查，肿瘤缩小80％，四年后复查稳定。

方药来源：湖北中医学院附院。

方　　四：血宁针剂。

方　　药：花生红衣

主　　治：出血。

制　　法：花生衣装成四袋，每袋500克（共2000克）放在10000毫升搪瓷锅煎煮（加压10磅，煮沸30分钟），反复两次取浓汁进行蒸馏，蒸馏液10000毫升加活性碳2克，过滤两次，再高压消毒，制成静脉及肌肉注射液（肌肉注射要加1％苯甲酸）。

用　　法：内出血轻缓者用肌肉注射，每天二次每次2毫升，内出血严重者可用静脉注射或静脉滴注，据病情用5—50毫升不等。

疗　　效：对各种内出血均有疗效，其中对血小板减少白血病，再生障碍性贫血有明显效果。

方药来源：常州市一医院。

1949

新 中 国
地 方 中 草 药
文 献 研 究
(1949—1979年)

1979

方　　五：乌梅卤水。

方　　药：乌梅　卤水

主　　治：肝癌、胃癌、阴茎癌、宫颈癌等。

制　　法：包头地区卤水1000毫升，加27个乌梅（打破），煮沸后再煮20分钟，揭盖停放24小时去渣备用。

用　　法：成人一般每次二毫升，每天六次，饭前饭后各服一次，开水冲服。

宫颈癌及阴茎癌可用纱布浸药后外敷患处，每天换1—2次。直肠癌可用10—20毫升保留灌肠。

疗　　效：对各种肿瘤有不同程度的疗效。

方药来源：包头291医院。

方　　六：膀胱癌二号方。

方　　药：半枝莲一两　　六一散一两　　大小蓟各一两

藕节炭一两　　五苓散五钱　　槐花炭五钱

贯仲炭一两　　蒲黄炭五钱　　知母四钱

车前子一两　　黄柏四钱　　　生地四钱

主　　治：膀胱癌。

用　　法：水煎服，日一剂。

方药来源：上海中医学院附属曙光医院。

方　　七：芩连解毒汤。

方　　药：赤木2.0　甘草2.0　陈皮2.0　桔梗2.0

黄芩3.0　黄柏3.0　人参1.0　防风2.0

知母2.0　羌活4.0　大活2.0　生地4.0

黄芪5.0　泽泄4.0　当归2.0　白芍5.0

射干5.0　豆根5.0　黄连3.0

46

主　　治：喉癌。

用　　法：每日一副，水煎，日服三次，饭前二小时服。

疗　　效：一例已愈。

方药来源：抚顺市新宾县三医院。

方　　八：新709（原名红石丹）。

方　　药：红矾3.0　大枣10枚

主　　治：唇癌、皮肤癌（外用药物）。

用　　法：将红矾研成细末，大枣水泡去核，将红矾塞入去核的大枣中，瓦焙酥后研细，香油调敷，内服芩连解毒汤。

疗　　效：治愈1例唇癌，1例皮肤癌。

注：将调好之新709，先涂于肿物与正常皮肤交接处，后涂于肿物表面，每周一次，每次敷一天，然后洗净。

方药来源：抚顺市新宾县第三人民医院。

方　　九：

方　　药：金剪刀（又名活叶死藤，学名铁叶荷仙莲）

主　　治：脑瘤。

用　　法：用新鲜的根适量，捣烂加少许冰片外敷病灶处及自觉疼痛处，一般敷24小时至48小时至敷药局部起大水泡，然后将水泡刺破，让水流出，再搽少许龙胆紫即可，在敷药之前需内服羚羊角6分至1钱（小孩酌减）或白花蛇舌草半枝莲煎剂。

疗　　效：曾治一例脑室造影为脑瘤，因患者不同意手术，病情逐渐发展，以至病人昏迷，抽搐，呕吐，经敷金剪刀根一次，病情好转，恢复健康。现该院已收治30余例，经敷此药其症状均有不同程度好转。

此药外敷对甲状腺癌、肺癌亦有一定作用。

47

1949

新　中　国
地　方　中　草　药
文　献　研　究
(1949—1979年)

1979

方药来源：杭州肿瘤医院。

方　　十：

方　　药：半枝莲　白花益母草　青蒿　二面针　算盘子
　　　　　（均用鲜草一把）

主　　治：各种肿瘤。

用　　法：打汁或煎汤。

疗　　效：治疗30例肿瘤都能缓解症状，其中一例肝癌和
一例胆囊癌效果较好，对肺癌有一定控制作用。

方药来源：福州军区总医院。

方　十　一：6671。

方　　药：癞蛤蟆（蟾蜍）的干皮

主　　治：各种癌症。

制　　法：活蟾蜍取皮（除去头部有蟾酥部分）煮1分钟，
晒干磨粉，用乙酸乙酯及氯仿各浸泡24小时，干燥成粉制成片
剂，每片0.2克。

用　　法：每日三至四次，每次服三至四片。

疗　　效：治疗各种恶性肿瘤61例，显效17例，有效20例，
无效24例。

方药来源：上海第三制药厂、上海东新医院。

方　十　二：

方　　药：野牡丹二两　白英一两　天花粉二两
　　　　　嚼床草二两　银花二两　夏枯草二两

主　　治：甲状腺癌。

用　　法：水煎服。

48

疗　　效：治愈一例甲状腺癌纵膈转移癌，病情稳定，现已14年。

方药来源：福州第一医院。

方 十 三：

方　　药：金刚刺根（菝葜）

主　　治：各种癌症。

制　　法：干藤半斤，研末制成片剂或装入胶囊，半斤为24片。

用　　法：每次八片，一天三次。

疗　　效：胃癌缓解症状，甲状腺癌颈部淋巴转移癌灶消失。

方药来源：上海静安区中心医院。

方 十 四：

方　　药：夏枯草一两　望江南一两　留行子四钱
　　　　　野菊花一两　生牡蛎一两　白毛藤一两
　　　　　海藻一两　昆布五钱　桃仁四钱　丹参一两
　　　　　蜂房四钱　全瓜六（打）一两　天龙片五片
　　　　　每日三次吞服

主　　治：淋巴肉瘤、何杰金氏病。

用　　法：水煎服，日一剂。

疗　　效：对上述两病有疗效。

方药来源：上海龙华医院。

方 十 五：

方　　药：夏枯草一两　海藻一两　昆布五钱　丹参一两

1949

新中国
地方中草药
文献研究
(1949—1979年)

1979

威灵仙一两　桃仁三钱　泽漆五钱　牡蛎一两
自然铜四钱　怀夕四钱　地别虫四钱
石见穿一两　白毛藤一两

主　　治：成骨肉瘤。
用　　法：水煎服，日一剂。
方药来源：上海龙华医院。

方 十 六：骨二号方。
方　　药：党参三钱　黄芪三钱　归尾三钱　留行子三钱
白术三钱　丹参三钱　广香钱半　煅牡蛎一两
川断四钱　狗脊四钱　寄生一两　夏枯草四钱
昆布四钱　海藻四钱　陈皮二钱　炙甘草二钱
赤芍三钱　小温中丸四钱(包煎)

主　　治：溶骨性肿瘤。
用　　法：水煎服。
方药来源：上海中医学院附属曙光医院。

方 十 七：
方　　药：猫人参　藤梨根各2—4两
主　　治：各种癌症。
用　　法：一般在辩证施治时将上药加入处方中。
疗　　效：治疗一例黑色素瘤，2个月全部脱落。
方药来源：杭州肿瘤医院及浙江中医院。

50

三、割治針灸及其它疗法

割治疗法治疗恶性肿瘤

（一）取 穴：

（1）足底部常用穴位 〔见图〕：

癌根1穴：公孙穴与然谷穴联线中点横切口。对消化道癌肿有效。

癌根2穴：在1穴向脚趾方向平列旁开2—3公分横切口。对下腹部癌肿有效。

癌根3穴：在1穴向脚跟方向平列旁开2—3公分横切口。对胸部癌肿有效。

再生穴：内外踝后缘引垂直线水平交于足底正中处横切口。对脑肿瘤有效。

51

1949

新　中　国
地 方 中 草 药
文　献　研　究
(1949—1979年)

1979

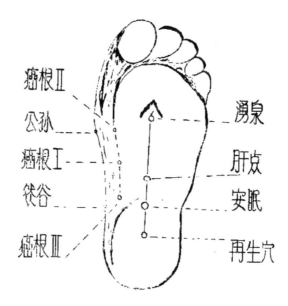

癌根Ⅱ
公孙
癌根Ⅰ
然谷
癌根Ⅲ
涌泉
肝点
安眠
再生穴

（2）各种恶性肿瘤割治选穴；　〔见参考表〕

割治时，一次只割一脚，第二次割对侧。第一次割治一般只割主穴，第二次割治时加配穴。第三次仍割第一次的脚，但主穴要换，并加割配穴，以后如此类推。如割治次数更多，三个癌根穴可以都用，还可用涌泉。有些病人症状改善很快，第三、四次割治时亦可不用主穴。割配穴时每次选用一、二穴。

（二）操作方法：

（1）局部常规消毒，局麻。

（2）以左手拇指紧压割治部位的下方，右手持一厘米宽之平刀（或普通手术刀），刀刃横放，正对穴位直压切开皮肤。

（3）用直血管钳撑开皮肤，取出少量皮下脂肪。暴露腱膜，轻轻刺激数次。

（4）将直血管钳伸入腱膜下向指定方向行 按 摩 刺 激，其中，癌根1向然谷方向刺激，癌根3向照海，安眠方向划动。

52

割治选穴参考表

病　　种	主　穴	配　　　　　穴
食 道 癌	癌根1 癌根2	1.膻中、中庭、巨阙、天突下1寸。 2.膈俞、三焦俞、痞根。
胃　　　癌	癌根1	1.中脘透上脘、脾俞。 2.胃俞、鱼际、内关。
肺　　　癌	癌根3	1.大肠俞、肺俞。 2.鱼际、膻中。
肝　癌　1	癌根1	1.太冲透涌泉、期门。 2.痞根、肝俞、胆俞。
直 肠 癌	癌根2	1.三阴交、大肠俞、肺俞。 2.关元透中极、关元俞。
宫 颈 癌	癌根2	1.关元透中极、血海、足三里。 2.三阴交透悬钟、关元俞。
鼻 咽 癌	癌根3	1.曲池、合谷、肺俞。 2.鱼际、中渚、阳谷。
乳 腺 癌	癌根3	1.大陵、鱼际、合谷。 2.大陵、肺俞、足三里。
淋　　　巴 转 移 癌	癌根1 癌根2	1.肺俞、鱼际、足三里。 2.三焦俞、曲池。
脑　　　部 恶性肿瘤	再　生	1.殷门、合谷。 2.昆仑透太溪、癌根3透涌泉。
慢性粒性 白 血 病	癌根1	1.足三里、脾俞、血海。

53

1949

新 中 国
地 方 中 草 药
文 献 研 究
(1949—1979年)

1979

中刺激片刻，当患者出现酸、麻胀感并向上传导时即停刺激，在局部放入约5厘米长的羊肠线。

（5）合拢切口，贴拔毒膏，绷带包扎。

（6）术后要注意局部有否出血。

（三）疗　程：

割治疗法十天为一个疗程。如第一次割治后，效果明显，疗程相隔时间可延长（一个月左右可再行二次割治）。第一次割治后，效果不明显者，十天后再进行第二次割治，一般割治三次可以见到明显效果，最多可以割八次。

（四）配合药物治疗：

割治后可配合药物疗法，以提高治疗效果。其中，乳腺癌、肝癌、淋巴转移癌可配服阳和汤（熟地一两，鹿角胶三钱，肉桂一钱，甘草一钱，炮姜五分，麻黄五分，每日一次，水煎睡前服）。食道癌、胃癌可配服消瘤五海散（海带，海藻，昆布，海蛤，海螵蛸各五钱，煎汤当药饮）。直肠癌、鼻咽癌、宫颈癌可配服乌梅卤水合剂（每日三次每次3—5毫升）。阴茎癌、子宫颈癌可同时用此药外敷，每天一、二次。直肠癌可同时用此药液保留灌肠（每次15—20毫升）。

（五）疗　效：

南京251部队卫生所近两年来，治疗大量的癌肿病人，大部份可以缓解症状，延长寿命，少数病例已治愈。

武汉市商业职工医院及武汉医学院附属二院向解放军学习，开展割治疗法治疗恶性肿瘤，收到了不同程度的近期疗效。

針灸疗法治疗食道癌

（一）上海肿瘤医院"七·二七"小组治疗方法

54

1.取　　穴：主穴——天鼎、止呕、巨阙、上脘、中脘、通谷(右)；配穴——内关、足三里、风门、厥阴俞、督俞(右)、膈俞、肝俞(左)、脾俞(右)、胆俞、太渊。

2.手　　法：用28—32号1.5—2寸毫针,于刺激得气后提插捻转中等强度,留针15—45分钟隔日一次,每周三次。

3.辅助疗法：①初来就诊吞咽汤汁有困难的患者,可用长柄三棱针于扁桃体前腭弓下外方,每侧针刺3—4次,针刺后嘱患者用力咳嗽,咳出多量粘液及瘀血,嘱吐出。可改善吞咽困难。放血前后用朵贝氏液漱口,以免感染。②中药：急性子一两、半枝莲一两、陈皮四钱、半夏四钱、茯苓三钱、甘草三钱、苍术三钱、党参五钱、黄芪五钱、桂枝五钱、红枣十枚,水煎服,日服二次。

4.禁　　忌：在针灸治疗期间,禁食鱼、肉等荤腥及辛辣食物。

5.疗　　效：上海肿瘤医院"七·二七"小组二年来治疗了400多例,病变长达九厘米或锁骨上淋巴结转移,不能手术和放射治疗的晚期食道癌患者。在资料完整的135例中,治疗二个月后90%以上病人有进食好转,症状缓解。治疗时间半年以上者23例,其中10例X线照片显示好转或稳定,一例痊愈。

注：止呕穴位于廉泉与天突穴联线之中点,有较强止呕、化痰作用,针刺时针尖斜向天突穴(向下)。

(二)江苏新医学院附二院治疗方法

1.取　　穴：主穴一人迎穴(双)(喉结下一公分旁开2公分,胸锁乳突肌上)；配穴一天突、天枢、内关、中脘、通谷。

2.方　　法：左手紧压胸锁乳突肌,针直刺1.5—2公分在颈椎前缘,气管后壁上。进针时令患者口内含水微吞。

3.疗　　效：对食道癌急性梗阻有开通作用。

1949

新 中 国
地 方 中 草 药
文 献 研 究
(1949—1979年)

1979

新 针 治 疗 癌 症

鞍山市铁西医院肿瘤科，高举毛泽东思想伟大红旗向解放军学习敢想敢干，应用以新针为主的综合疗法治疗恶性肿瘤，取得了较好的成绩，大部份患者都有疗效，部份患者有疗效显著。现将他们治疗的穴位介绍如下：

喉　　癌：主穴：截根穴，通气穴。

配穴：曲池、合谷、大椎、天突、少商、足三里。

鼻 咽 癌：主穴：截根。

配穴：曲池、合谷、大椎、足三里、印堂。

食 道 癌：主穴：截根、膻中。

配穴：内关、中脘、足三里、脾俞、天突。

胃　　癌：主穴：截根、胃俞。

配穴：内关、中脘、足三里、脾俞。

乳 腺 癌：主穴：截根、膻中、乳根。

配穴：曲池、合谷、足三里、大椎。

宫 颈 癌：主穴：截根、下脘、天枢、石门。

配穴：关元、中极、足三里。

肝　　癌：主穴：截根。

配穴：太冲、涌泉、足三里、肝俞、胆俞。

直 肠 癌：主穴：截根、长强。

配穴：三阴交、大肠俞、天枢、足三里。

肝　　癌：主穴：截根。

配穴：肺俞、曲池、合谷、鱼际、膻中。

注：①通气穴：在扁桃体穴下前约3公分处。②截根穴：从然谷穴下五分处进针向脚心横刺约3—4寸，头颈部肿瘤向前斜刺，下部位肿瘤向后针刺。

56

經絡穴位注射治疗食道癌、肝癌和肺癌

1. 穴位：食道癌——人迎、天突（抉突或止呕）、膈俞、上脘、中脘、内关、足三里；肺癌——中府、孔最、定喘、肺俞、内关、足三里；肝癌——肝俞、期门、章门、中都，肝炎、至阳。以上为主穴，另根据症状可适当加其它配穴。

2. 方法：取红川当提取液 4 毫升冲入噻替派10毫克中（亦可用其它抗癌药），根据患者病情，辩病辩症，循经络取穴，于得气后注入药液（每穴注入0.5—1毫升为宜），隔天进行一次。

3. 禁忌：食道癌患者治疗期间禁食酸、酒、辣刺激性食品；肺癌禁食烟酒；肝癌禁酒及动物性脂肪。

4. 疗效：改善症状，止痛，预防白血球下降，近期疗效明显。

注：红川当提取液的配制方法：取红花、川芎、当归各25克，加蒸馏水 500—1000 毫升，文火煮沸 $2\frac{1}{2}$ 小时后倒出，再加蒸馏水 500 毫升煮沸 $1\frac{1}{2}$ 小时后倒出，二次浓缩液中加1.5倍量之95%乙醇，置10°C冰箱巾24小时使蛋白沉淀、过滤（如仍有混浊可再加乙醇沉淀一次），加温驱除滤液中之乙醇，加蒸馏水至总量 500 毫升，即 5 %浓度，分装后高压消毒（15磅压力120°C,30分钟）备用。

零号疗法治疗恶性肿瘤

一、治疗工具：

1949

新　中　国
地方中草药
文　献　研　究
(1949—1979年)

1979

　　1.零号治疗机（陕西省纺织职工医院创制的治疗机可自行制作）。

　　2.零号针具：系用15％的紫铜与85％的纯银合金构成，针的长度分二寸、三寸、四寸三种，针之粗细分95号与26号两种。

　　二、方　　法：选择体表淋巴结（临床未见转移），局部消毒，将淋巴结提起或固定，用银针自中口穿过，于针二端通上0.6伏，20至30安培的交流电加温至50℃，留针15分钟。原则上十天治疗三次（治疗三天休息七天），三个月后刮髓（把淋巴结髓质取掉）一次，每次二处淋巴结。

　　三、淋巴结之选择：头颈部肿瘤，采用耳前、颌下、颈上部淋巴结较合适，两侧可同时进行。胸背部及胸腔肿瘤，采用颈下部，锁骨上及腋下淋巴结，每次可两侧进行。腹腔内脏肿瘤，采用腹股沟，股内侧及腋下淋巴结每次可配合颈部淋巴结交替进行治疗。

　　四、与其他治疗配合：

　　1.差异疗法：差异剂主要是7％碳酸氢钠和3—5％福尔马林。官颈癌采取局部上药（5％福尔马林）。胃以下消化道肿瘤，姑息手术时局部用7％碳酸氢钠冲洗及3％福尔马林涂擦。

　　2.姑息手术：原则上以切除主体病灶，沟通生理机能为主，不进行淋巴清除。

　　五、疗　　效：陕西省纺织职工医院广大▨▨▨医务人员，在毛主席光辉哲学思想指引下，对癌症治疗提出主促于内因，在一定条件作用下，通过淋巴系统动员人体内在抗病能力的新认识，通过六年多基础研究和临床实践证明这种认识是正确的。试治各类恶性肿瘤看到：

58

1.宫颈癌，处于早期和比较早期阶段，单纯采用零号治疗（动员人体内在抗病力），加上差异疗法，可以达到治愈目的。

2.胃以下消化道癌，凡是姑息切除条件的（肿瘤主体病灶只要能搬掉）。采用零号、差异、姑息手术办法，可以达到治愈目的。

附抗癌草药科目归属

大戟科：
算盘子。

木通科：
八月扎（三叶木通）。

百合科：
白玉簪花，万年青，菝葜（金钢藤、铁菱角）。

茜草科：
白花蛇舌草，黄毛耳草（石打穿），猪殃殃。

菊 科：
苍耳草，一点红（羊蹄草），马兰（路边菊）。

茄 科：
白英（白毛藤、蜀羊泉），龙葵（野辣椒），紫花茄（金钮扣）。

1949

新　中　国
地方中草药
文　献　研　究
(1949—1979年)

1979

芸香科：
两面针。

玄参科：
毛腹水草（仙人搭桥），芒种草（水苦荬）。

唇形科：
半枝莲（狭叶韩信草），白花益母草。

伞形科：
天胡荽（小叶金钱草）。

蔷薇科：
蛇莓（蛇果草）。

蓼　科：
土大黄（野菠菜），杠板归（蛇倒退），羊蹄根，
虎杖（活血莲）。

爵床科：
穿心莲（一见喜），爵床草。

猕猴桃科：
屯梨根（猕猴桃），猫人参。

珙桐科：
喜树。

60

天南星科：
魔芋（蒟蒻、鬼腊烛）。

鸭跖草科：
鸭跖草。

卷柏科：
石上柏。

萝藦科：
黑皮（隔山消）。

葡萄科：
九子珠（白敛）野葡萄。